척추는 답을 안다

척추는 답을 안다

세란병원 척추내시경센터장

김지연 지음

세계적인 척추수술 교과서
『Unilateral Biportal Endoscopic Spine Surgery』 저자

피톤치드

척추가 바로 서야
인생이 바로 섭니다

당신을 지켜줄 최고의 피뢰침은
다름 아닌 당신의 척추랍니다.

랠프 왈도 에머슨

사실 척추는 우리 몸에서 그다지 눈에 띄지 않는 부위지만 건강에 있어 가장 중요한 부위로 꼽힙니다. 척추는 한 마디로 우리 몸의 중심축이자 지주로 불립니다. 지주가 부실하면 아무리 화려하고 웅장한 건물이라도 조그만 충격에 힘없이 폭삭 주저앉고 맙니다. 평소 건강을 위해 몸에 좋다는 영양제나 건강보조식품은 철마다 챙겨 먹지만 척추 건강이나 척추 관리에는 그만큼 시간과 노력을 들이는지 자문해 봐야 합니다. 허리는 언제나 뒷전이죠.

지구는 자전축을 중심으로 돌고 사람은 척추를 중심으로 생활

합니다. 척추는 우리 몸을 지탱하고 무게를 분산시키며 전신으로 뻗은 신경과 혈관을 보호하는 역할을 합니다. 현대 사회에서 허리 건강은 더 중요한 기준이 되었습니다. 장시간 같은 의자에 앉아서 스마트폰과 컴퓨터를 쓰는 현대인의 라이프스타일은 당장 허리에 무리를 주고 있습니다. 이로 인해 만성통증과 척추변형, 디스크, 협착증 등 다양한 문제가 빈번히 일어나고 있습니다.

상황이 이렇다 보니 튼튼한 척추와 허리 건강은 현대인들에게 중요한 사회 경쟁력으로 자리하고 있습니다. 어쩌면 허리는 개인의 건강을 넘어 필수적인 사회 자본이자 경쟁력이 된 겁니다. 건강한 허리는 개인의 더 나은 생산성과 경쟁력을 가늠하는 보편적 기준이 되었죠. 그래서 오늘날 고용시장에서 자격증이나 외국어 능력 같은 스펙만큼이나 건강한 신체, 무엇보다 경쟁력 있는 허리가 요구되고 있습니다. 개인적으로 안타까운 건 많은 직장인이 척추 질환을 단순히 나이 많은 노년층의 문제라고 생각한다는 겁니다.

세상에 중요한 건 잃고 나서야 비로소 그 소중함을 알 수 있습니다. 허리에서 보내는 신호를 무시하고 살다가 결국 탈이 납니다. 자고 일어났더니 허리가 끊어질 듯 아프고 다리가 저려서 그냥 주저앉고 말죠. 허리를 바로 세우지 못하니 제대로 일어나 걸을 수도 없습니다. 삶의 모든 게 그대로 멈춰버립니다. 직장에 나가서 일할 수도 없고 동네 가까운 마트에 가는 것도 여간 힘든 일이 아닙니다. 병원을 찾은 척추 환자들은 한결같이 말합니다. "척추가 제 삶에 이렇게 소중한 건지 미처 몰랐어요."

이 책은 이처럼 우리 몸의 기둥인 척추의 중요성을 알리고 최근 수술 기술의 발달과 첨단 기법을 소개하기 위해 마련되었습니다. 척추가 생체역학적, 해부학적, 신경학적 관점에서 어떻게 작용하는지 심층적인 이해를 보여주고, 각종 척추질환의 증상과 진단, 치료와 관리에 대한 표준을 제시하고 있습니다. 척추의 특성과 기능에 대한 해부학적 설명을 달아 독자 여러분이 척추가 어떻게 움직이고 건강에는 어떤 영향을 미치는지 쉽게 이해할 수 있도록 꾸몄습니다. 책의 말미에는 평소 허리 건강을 어떻게 유지하고 개선해야 하는지, 운동과 식이요법은 어떻게 진행해야 하는지 다채롭게 설명을 덧붙였습니다.

이 책의 핵심은 무엇보다 각종 증상과 통증을 통해 척추질환을 진단하고 비수술적 치료와 수술적 치료 중에서 적절한 치료 방향을 결정하는 데 있습니다. 저는 이 책을 통해 보존치료는 이런 상황에서 최적의 치료 결과를 얻을 수 있으며, 척추수술은 저런 상황에서 반드시 해야 한다는, 이른바 척추수술의 표준이자 프로토콜을 정립해보고 싶었습니다. 또한 척추 전문의의 한 사람으로서 현대 사회에서 흔히 발생하는 다양한 허리통증과 불량한 자세, 운동 부족, 그에 따른 각종 척추질환에 대한 현실적이고 유익한 조언도 제공하고 싶었습니다.

모든 창조는 고통스러운 과정입니다. 흔히 '등골이 휜다'는 말이 있죠. 이 책을 쓰는 기간이 저에게는 정말 등골이 휜다는 말의 의미가 새삼스럽게 느껴졌습니다. 온 국민의 척추를 건강하게 바로 세우기 위해 저는 꼬박 반년 동안 등을 꼿꼿하게 세우고 책상머리에 앉아 노트북 자판을 두들겨야 했습니다. 환자들을 상담하고 하루에도 수십 건의 시술과 수술을 집도하는 바쁜 와중에도 틈틈이 시간을 내서 그간 자료들을 정리하고 관련 서적들을 뒤졌습니다. 생동감 있는 사례들을 전달해 드리기 위해 그간 기억 속에 존재하던 수년 전 사례들까지 몽땅 긁어모아 파일로 새롭게 정리했습니다.

집필의 과정은 고통의 연속이었습니다. 정말이지 '내가 왜 책을 쓴다고 했을까?' 하는 후회가 밀려올 때가 한두 번이 아니었음을 고백합니다. 실제로 두어 번 지독한 슬럼프가 찾아와 그간 애써 써두었던 원고를 싹 갈아엎은 적도 있었습니다. 그렇게 몇 번이고 포기하고 싶었지만, 책을 통해 척추에 대한 새로운 이해를 얻고 건강한 인생을 살게 될 환자들의 밝은 얼굴을 떠올리며 마음을 다잡고 원고를 썼습니다. 탈고를 마치고 누더기가 된 원고를 바라보니 '좀 더 잘 쓸 걸' 하는 후회도 밀려오지만 가슴 한편에 후련한 마음도 있습니다.

이 책을 집필하면서 전문성을 잃지 않으면서도 의학 용어에 익숙하지 않은 일반인이 쉽게 이해할 수 있는 독자 친화적인 언어를 사용하는 게 쉽지 않았습니다. 그 노력이 어느 정도로 성공적이었는지 저는 잘 모르겠습니다. 여러 독자분들의 냉정한 판단을 기다리겠습니다. 이 책을 통해 여러분은 척추의 신비로운 세계에 눈을 뜨게 되며, 척추 건강의 중요성을 새롭게 깨닫게 될 것입니다. 여러분과 여러분의 가족들, 지인과 친구들이 이 부족한 책을 통해 척추 건강에 대한 새로운 이해에 도달하기를 바랍니다.

수술실에서 저를 돕는 많은 의료진이 있듯이 책도 혼자서 쓰는 게 아님을 깨닫게 됩니다. 이 자리를 빌려 고마움을 표현할 분이 정말 많이 계십니다. 책을 내도록 조언하고 도움을 주신 세란병원 홍광표 원장님, 기획 단계부터 목차와 구성, 제작과 홍보에 이르기까지 전체적인 출판 과정을 잡아주신 박상란 대표님, 포기하고 싶을 때마다 책의 필요성을 줄기차게 말씀해 주신 세란병원 기획홍보팀의 편수영 팀장님, 병원에서 함께 동고동락하며 물심양면 도움을 아끼지 않으신 동료 선생님들과 간호사님들, 두서없는 내용들을 이렇게 멋들어진 단행본으로 잘 편집해주신 강지희 편집자님, 표지부터 내지까지 책을 가독성 있고 예쁘게 디자인해주신 김다은 디자이너님께 마음에서 우러나는 감사를 표합니다. 무엇보다, 척추내시경 연구뿐만 아니라 인생의 스승이자 멘토로 저를 이끌어 주신 존경하는 김현성 원장님, 허동화 원장님께 깊은 감사의 마음을 전합니다.

또한 그간 저를 믿고 기꺼이 허리를 내어주신 전국 각지에서 오신 많은 환자분들, 수술을 망설이다가 저의 간곡한 조언을 따라 눈 질끈 감고 용기 있게 수술대에 오르신 분, 수술로 삶이 180도 바뀌었다며 철마다 잊지 않고 감사의 선물을 보내주시는 분, 다른 병원에서 대수술을 할 뻔했는데 저를 만나면서 간단한 시술로 허리디스크를 고쳤다며 아이처럼 기뻐하시던 분, 땅끝마을에서 너무 고맙다며 손수 손편지를 써서 감사의 마음을 보내주신 분, 그리고 마지막으로 저의 부족함을 알고도 늘 사랑과 믿음으로 묵묵히 기다려 주고 응원해 준 사랑하는 아내에게 이 책을 바칩니다.

마지막으로 이 책을 펼치는 모든 분이 아픈 허리를 부여잡고 남몰래 눈물을 흘렸던 과거를 벗어던지시는 데 제가 조금이나마 도움이 되기를 바랍니다. 척추통증에서 벗어나는 그날까지 이 책이 여러분의 좋은 벗이 되기를 바라며 치료 방향을 결정하는 데 듬직한 안내자가 되기를 기대합니다. 위대한 요가 구루로 전 세계에 척추 건강의 중요성을 전파하는 데 앞장섰던 아이엥가의 명언으로 서문을 가름할까 합니다. 무엇보다 우리의 등뼈를 세우는 것이야말로 번잡한 세사世事에 흐트러진 정신을 집중하여 내면을 보다 충실하게 채우는 지름길이기 때문입니다.

척추를 바르게 세우는 데 집중하세요.
뇌를 깨어있게 하는 건 바로 척추니까요.

B.K.S. 아이엥가

차를 몰고 생전 한 번도 가본 적이 없는 초행길을 가야 하는 운전자라면 최신 길거리 정보가 업데이트된 내비게이션만큼 반가운 안내자는 없을 겁니다. 반면 아무리 물 건너온 값비싼 최고급 사양의 외제차라도 내비게이션이 없거나 먹통이라면 이보다 더 난감할 때는 없겠죠. 이 책을 집어 든 여러분은 아마 척추통증으로 오랫동안 고생하신 분일 확률이 높습니다. 이 책이 여러분들에게 좋은 안내자이자 내비게이션이 되어 드리겠습니다.

자, 여러분은 건강한 척추를 되찾기 위해 생소한 길을 들쑤시며 여기저기 차를 몰고 다니는 초보 운전자와 같습니다. 만약 내비게이션이 없다면 어떻게 될까요? 막다른 길을 만나 차를 되돌려 나와야 하는 황당한 경우도 만나고, 짧은 지름길을 놔두고 애먼 길을 돌고 돌아 뒤늦게 목적지에 도착할 수도 있습니다. 이 책은 그런 상황에서 믿을만한 내비게이션이 되어 척추에 관한 모든 최신 의학 정보를 소개하고자 기획되었습니다. 특히 척추수술에 관해 최근 몰라보게 달라진 기술의 발전과 임상 자료를 고스란히 담았습니다.

이 책은 크게 4부로 구성되어 있습니다. 제일 먼저 1부는 척추에 관한 상식을 담고 있습니다. 이 부분은 현대인이라면 반드시 알아야 할 척추에 관한 기본 지식부터 전문적인 해부학 정보에 이르기까지 알토란같은 내용으로 채워져 있습니다. 물론 읽으면 척추의 기능과 구조를 체계적으로 이해하는 데 많은 도움이 되겠지만, 시간이 부족하거나 불필요하다고 느끼시는 분이라면 가뿐하게 건너뛰셔도 무방합니다. 사실 본문 곳곳마다 척추에 관한 기초 지식이 포진해 있기 때문이죠.

2부는 각종 척추질환과 증상을 진단하는 내용을 담고 있습니다. 통증의 원인과 증상의 경중을 진단하고 그에 따른 치료 방향을 설계하려는 분들이 읽으면 척추질환에 어떠한 것들이 있는지 보다 쉽고 정확하게 이해할 수 있습니다. 마음이 급한 분들이라면 자가 진단표를 통해 현재 자신의 척추 건강을 따져볼 수 있습니다. 물론 정확한 진단은 반드시 척추 전문의가 각종 장비를 가지고 검진해야 한다는 점은 명심하셔야겠죠?

3부는 척추수술의 전 과정을 담고 있습니다. 척추는 신체 중 다른 어떤 부위보다 비수술치료로 충분한 경우와 반드시 수술이 필요한 경우를 정확히 구별해야 합니다. 이 부분은 시중에 나와 있는 척추에 관한 그 어떤 책보다 구체적이고 자세한 증례와 수술 후기를 담고 있습니다. 저는 현직에서 한 해 수백 건의 척추수술과 시술을 담당해 온 척추 전문의로 누구보다 풍부한 임상 경험을 가지고 있다 자부합니다. 특히 수술에 관한 최신 정보와 사례는 척추수술을 망설이는 여러분에게 유용한 기준이 될 겁니다.

마지막 4부는 수술 이후의 치료 과정을 담고 있습니다. 척추에 좋은 운동과 자세, 식습관에 대한 의료적 조언을 다양한 사례와 함께 제시하고 있죠. 치료보다 예방이 중요하고, 수술보다 관리가 중요합니다. 수술 이후 수많은 환자의 예후와 치료를 지켜본 저로서는 3부보다 차라리 4부가 더 중요하다고 생각합니다. 척추질환이 재발하지 않으려면 평소 4부에 포스트잇을 붙여 놓고 생활표에 적은 뒤 매일 점검하는 게 중요합니다.

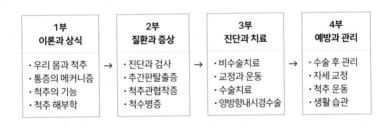

1부 이론과 상식		2부 질환과 증상		3부 진단과 치료		4부 예방과 관리
· 우리 몸과 척추 · 통증의 메커니즘 · 척추의 기능 · 척추 해부학	→	· 진단과 검사 · 추간판탈출증 · 척추관협착증 · 척수병증	→	· 비수술치료 · 교정과 운동 · 수술치료 · 양방향내시경수술	→	· 수술 후 관리 · 자세 교정 · 척추 운동 · 생활 습관

자, 이제 여러분은 내비게이션을 켜고 척추 건강이라는 목적지를 향해 길을 떠나는 운전자입니다. 도중에 왕복 16차선 도로도 만나겠지만, 때로는 차 한 대 지나가기 빠듯한 일방통행 도로에 진입할 수도 있겠지요. 아니 어쩌면 비포장도로를 달려야 할 때도 있을지 모릅니다. 그럴 때 여러분의 판단과 주변의 훈수는 당분간 접어 두고 내비게이션이 가리키는 대로 내비게이션을 믿고 전진하기를

바랍니다. 방향이 정확하다면 여러분은 분명 이 책을 다 읽을 때쯤 목적지에 도달할 수 있을 겁니다. 부디 안전운전 하시기를 바랍니다.

Bon voyage!

목차

1부
척추를 알아야
삶이 즐겁다

2부
척추 진단은
빠를수록 좋다

3부
수술 고민은
완치만 늦출 뿐

4부
척추는 수술 이후가
더 중요하다

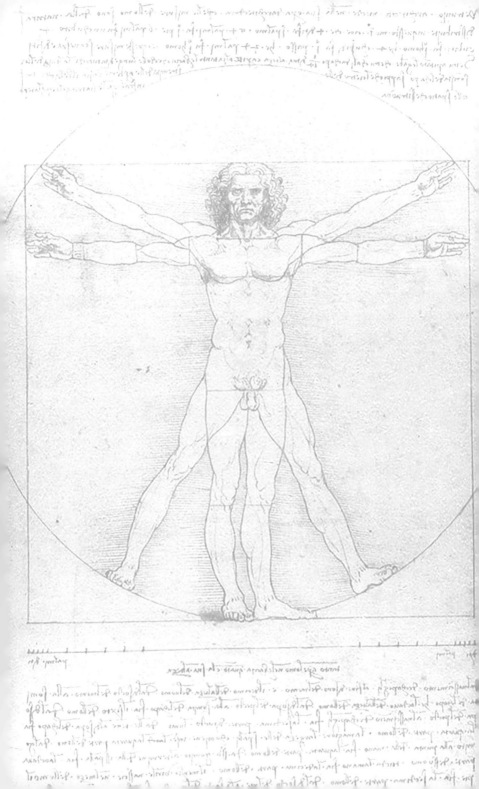

1부

척추를 알아야 삶이 즐겁다

「비트루비우적 인간(L'uomo vitruviano)」
레오나르도 다빈치의 1490년 작품
(이탈리아 베니스 아카데미아 미술관 소장)

66

건강을 추구하고 싶다면 먼저 척추를 보라.

99

소크라테스

1장 | 허리가 접혔던 그 남자는 어떻게 되었을까?

따르릉!

나른하고 따스하던 어느 봄날, 데스크 전화기가 요란하게 울려 댔습니다. 받아보니 응급실에서 걸려 온 전화였습니다.

"선생님, 지금 구급차에 실려서 환자 한 분이 왔는데요. 빨리 내려오셔야 할 거 같아요."

전화선을 타고 들리는 응급의학과 과장님의 목소리에서 환자의 다급함이 느껴졌습니다. 불안한 마음을 애써 누르고 응급실로 달려갔습니다. 가보니 30세 남성 환자가 병동 침대에 누워 있었죠. 저는 그렇게 만수 씨(가명)를 처음 만나게 되었습니다. 만수 씨는 아침에 일어나자마자 허리가 끊어질 것 같은 극심한 통증을 느꼈다고 합니다. 어쩔 수 없이 구급차를 불러 15분 만에 아내와 함께 병원에 도착한 그는 옆으로 돌아눕거나 팔을 드는 간단한 동작만 해도 허리가 굉장히 아프다고 하소연했습니다.

응급실에 오래 있다 보면 환자 표정만 봐도 어느 정도로 아픈지 감이 온다고 할까요? 그날 만수 씨 얼굴은 너무 아파서 금방이라도 울음을 터뜨릴 것처럼 한껏 일그러져 있었습니다. 응급실이 떠나갈 정도로 비명을 지르며 한 손으로 허리를 쥔 채 어정쩡한 자세로 침대에 누워 있었죠. 으레 진행하는 다리를 들고 고개도 돌려보는 신경학적 검진이 아예 불가능한 상황이었고, 제가 허리를 만지며 촉진할 때마다 아프다고 소리를 지르는 통에 제대로 진찰을 이어갈 수 없을 지경이었습니다. 온몸이 딱딱하게 경직되어 있었고, 특히 허리와 등 근육이 굉장히 굳어서 어떻게 보면 거의 허리가 접힌 것 같았습니다.

옛말에 아파 봐야 건강이 얼마나 소중한지 안다는 말이 있습니다. 통증이 없다면 우리 몸에 이상이 있는지 모르고 넘어가기 쉽죠. 그런 면에서 통증은 신이 주신 축복이라 할 수 있습니다. 아프면 알게 되고, 알면 조심하게 되니까요. 평소 건강한 사람이라면 아플 때를 굳이 떠올리지 않겠죠. 평소 골골한 사람은 먹는 것도 조심하고 약도 챙겨 먹으며 제 몸을 살핍니다. 한때 아파야 청춘이라는 말도 유행했는데, 어디 아픈 게 젊은이의 전유물이겠습니까? 생로병사라 하죠? 우리는 모두 나이 먹고 늙고 병들고 아프기 마련입니다. 한두 군데 삐걱대고 말썽을 일으키다가 이젠 여기저기 안아픈 데가 없습니다. 그중에서 척추가 아프면 정말 대책 없죠. 만수 씨처럼 당장 움직일 수 없어 일상생활이 불가능해지니까요.

무엇보다 중요한 부위, 허리

그의 전매특허와도 같던 힘찬 키킹 동작으로 많은 국민의 사랑을 한 몸에 받았던 '코리안 특급' 박찬호는 우리에게 한국인 최초로 메이저리그에 진출한 야구선수로 기억됩니다. 아시아인 메이저리거 최다승(124승)에 빛나던 그도 선수 생활 내내 고질적인 허리통증으로 고생했죠. 허리에 문제가 있기 전만 해도 그가 던지는 패스트볼은 한 마디로 '언터쳐블'이었습니다. 미국 진출 후 5년간 6,500만 달러(한화로 약 874억)라는 최고의 계약을 끌어냈던 2001년, 영원히 잘 나갈 것 같던 그에게 불청객이 찾아옵니다. 고질적인 허리 통증이었죠. 공을 던지려고 마운드에서 몸을 한껏 웅크리는 역동적인 와인드업 동작이 허리에 무리를 줬을 거라는 말이 돌았습니다. 혹자는 원정 경기를 떠날 때 팀이 묵었던 호텔 침대가 그의 허리에 맞지 않았을 거라 추측했죠. 이후 박찬호의 성적은 같은 투수가 맞나 싶을 정도로 곤두박질치기 시작했습니다. 그가 당시 한의원을 전전하며 침을 맞는 대신 한 시즌을 통째로 날리더라도 척추 수술을 받았더라면 어땠을까 상상해 봅니다.

허리는 몸의 기둥입니다. 지구가 지축을 중심으로 돌아가듯, 몸은 척추를 중심으로 움직입니다. 몸이 원활히 움직여야 생활도 돌아가고 인생도 돌아갑니다. 자전이 지축에서 벗어났다고 상상해 봅시다. 당장 세상은 아비규환이 될 겁니다. 끔찍한 상상이지만, 허리를 삐끗했다고 생각해 봅시다. 당장 일이고 삶이고 엉망이 되고 말 겁니다. 허리가 부실하면 삶이 망가집니다. 척추가 무너지면 삶도 함께 무너집니다. 미국에서 날고 기는 타자들을 돌직구로 돌려 세우던 위대한 투수도 당장 허리가 아프니 제힘을 쓰지 못하는 것처럼 말이죠. 척추는 몸을 세우고 체중을 지탱하며 신경과 혈관을 보호하는 파이프라인과 같습니다. 이 파이프라인이 막히거나 새지 않고 튼튼해야 힘도 쓸 수 있는 겁니다.

현대 사회에서 허리 건강은 나날이 중요한 이슈가 되고 있습니다. 우리 일상을 한 번 곰곰이 되돌아보죠. 현대인은 하루 종일 앉아서 생활합니다. 우리는 매일 아침 차에 앉아서 출근하고, 책상에 앉아서 일을 하며, 다시 차에 앉은 채로 퇴근합니다. 식탁에 앉아서 밥을 먹고, 푹신한 소파에 앉아서 TV를 보고, 앉아서 스마트폰을 보며 노닥거리다가 잠자리에 듭니다. 이처럼 하루 대부분을 앉아서 보내죠. 문명의 이기는 우리가 일어나 걷는 꼴을 차마 보지 못합니다. 짧은 거리도 걷는 대신 무조건 차를 끌고 가도록 만들어 버렸죠. 인류세에 접어든 현대인만큼 장시간 앉은 자세로 삶을 영위하는 현생인류는 일찍이 없었습니다. 그래서 현대인을 '앉아있는 인간'이라는 뜻의 '호모 세덴스homo sedens'라고 부르는 인류학자도 있을 정도죠. 사족보행에서 두 발로 일어서기까지 수만 년이 걸렸던 호모 에렉투스가 결국 깨어있는 시간 대부분을 앉아서 보내는 존재로 진화한 겁니다.

상황이 이렇다 보니 오늘날 우리는 의자에 앉아 허리 한 번 펴지 않고 하루를 보내는 때가 많습니다. 이로 인해 허리는 만성통증, 척추변형, 추간판탈출증, 척추협착증 등 다양한 문제를 떠안게 되었죠. 이는 최근 통계만 봐도 금세 알 수 있습니다. 2016년 한

국내 자료에 따르면, 우리나라 전체 인구(5,200만 명) 중에서 연간 7,985,929명의 환자가 척추질환으로 고생한다고 합니다. 남성은 3,317,868명, 여성은 4,668,061명으로 기대수명이 더 높은 여성이 척추질환에 더 취약한 것으로 드러났죠. 더 큰 문제는 척추질환 발병률이 해를 거듭하면서 증가 추세에 있다는 겁니다. 10만 명당 척추질환 환자수가 2012년에 15,228명이던 것이 2016년에는 16,837명으로 7.6퍼센트 증가하였고, 같은 기간 동안 여성은 18,102명에서 19,024명으로 5.1퍼센트, 남성은 12,374명에서 13,765명으로 11.2퍼센트 증가했습니다.

	2012	2013	2014	2015	2016
여성	18,102	18,121	18,588	18,452	19,024
합	15,228	15,368	15,877	15,839	16,387
남성	12,374	12,631	13,181	13,241	13,765

우리나라 인구 10만 명당 척추질환 환자수 추이[1]

같은 기간 동안 척추질환과 관련한 사회적 비용도 덩달아 증가하고 있습니다. 척추질환 환자당 연간 평균 의료비 사용은 2012년

1　Lee, Chang-Hyun et al., Health Care Burden of Spinal Diseases in the Republic of Korea: Analysis of a Nationwide Database From 2012 Through 2016, Neurospine 15(1) (2018): 66-76.

248,080원이던 것이 2016년에는 284,660원으로 14.7퍼센트나 증가했습니다. 문제는 연령이 올라가면서 이 비용도 함께 올라간다는 점입니다. 65세 이상의 척추질환 관련 연간 의료 비용은 다른 연령군에 비해서 1.28배나 높았습니다. 30대 이하 연령대는 척추 변형과 관련한 질환이 높은 반면, 60대 이상 연령대에서는 추간판탈출증이나 협착증의 비율이 월등히 높았습니다. 이러한 증가세는 우리나라가 향후 고령화사회로 진입하면서 계속 이어질 것으로 예측됩니다. 나이가 들어서 아픈 것도 억울한데 가뜩이나 없는 생활비에 의료비까지 더 내야 한다면 노년의 삶이 더 팍팍해질 것 같아 걱정입니다.

척추질환의 역사

우리에게 영화 「오션 일레븐」으로 알려진 할리우드 배우 조지 클루니는 수술을 통해 허리 부상을 극복한 유명인사로 꼽힙니다. 잘생긴 얼굴과 준수한 연기로 전 세계 많은 이들의 사랑을 한 몸에 받던 그에게 불행의 그늘이 닥친 건 2005년경이었습니다. 한 영화에 등장하는 고도의 스턴트 장면을 촬영하던 클루니는 그만 발을 헛디뎌 난간에서 떨어지고 말았고, 척추 경막이 찢어지는 심각한 부상을 입게 되었죠. 당장 헬기에 실려 가까운 병원으로 후송되었지만, 당시 부상으로 허리를 전혀 쓰지 못하는 심각한 상황에 빠졌습니다. 졸지에 그는 척추에 나사를 박는 대수술을 여러 차례 받을 수밖에 없었죠. 덕분에 지금은 다시 연예계에 복귀하여 전성기 못

척추는 답을 안다

지않은 활동을 이어가고 있지만, 그를 사랑하는 팬들에겐 생각만 해도 아찔한 순간이 아니었을까 싶습니다.

척추질환은 우리 삶에 짙은 그림자를 드리웁니다. 우리 몸의 모든 장기야 다 중요하겠지만, 그중에서 척추는 유독 삶의 질에 있어 막대한 영향을 미치는 부위입니다. 오늘날 허리가 튼튼하다는 건 한 인간으로서 스스로 보행이 가능하다는 뜻이며, 한 생활인으로서 생산성과 경제력을 잃지 않고 있다는 의미이기도 합니다. 생물학적으로 인간은 척추동물로 분류됩니다. 인간을 다른 동물과 구분하게 해주는 기준이 척추라는 뜻이죠. 진화적 측면에서 인간은 척추동물 중에 유일하게 직립보행의 능력을 획득하며 피라미드의 정점에 올랐습니다. 척추야말로 우리가 진화 과정에서 다른 종들을 지배하는 데 큰 역할을 해왔던 겁니다. 그런 척추가 하루아침에 제 기능을 다하지 못할 때 인간으로서 우리의 존재는 커다란 위기를 맞게 됩니다.

안타깝게도 허리통증은 인류와 늘 함께 있었습니다. 현존하는 최초의 척추수술 문헌은 기원전 1,500년경 파피루스 조각인데, 이 오래된 문헌에 이미 급성 요통에 대한 설명이 등장할 정도니까요. 이 파피루스는 1862년 도굴꾼에 의해 훔쳐져 에드윈 스미스라는 고고학자의 손에 들어올 때까지 거의 3,500년 동안 테베 근처 나일강 상류 무덤에 묻혀 있었습니다. 놀랍게도 해당 파피루스에는 다음과 같은 내용이 등장합니다.

> 진찰: 척추뼈를 삐끗한 사람을 진찰하려면, 그에게 다음과 같이 말해
> 야 한다. "이제 다리를 뻗었다가 양쪽을 오므리세요." 그는 척추
> 뼈에 통증이 있기 때문에 양다리를 즉시 오므린다.
> 진단: 그에게 다음과 같이 말해야 한다. "척추에 염좌가 있으니 제가
> 치료해 드리겠습니다."
> 치료: 그를 엎드리게 해야 한다. …

　이 감질나는 허리통증에 관한 인류 최초의 기록에서 안타깝게
도 자세한 치료법은 소실되고 말았습니다. 대신 척추 기형과 골절
에 관한 기록은 기원전 400년경 히포크라테스가 살았던 고대 그리
스 시대 기록으로 전해지고 있습니다. 고대를 지나 중세를 거치며
교회가 모든 질병의 치료를 담당하면서 척추질환에 대한 구체적
인 기록은 더 이상 발견되지 않습니다. 그렇게 암흑시대에 거의 중
단되었던 의학적 사고가 근대 르네상스 시대를 만나며 다시 활기
를 띱니다. 16세기 파라켈수스는 임상과 관찰로 병을 진단했고 병
리 해부학을 창시하며 현대 의학의 과학적 토대를 마련했습니다.
1800년경이 되어서야 의사들은 허리통증 자체의 원인을 찾기 시
작했고, 1828년 영국 글래스고 왕립의무실 의사였던 브라운은 척
추와 신경계가 요통의 원인이 될 수 있다는 주장을 처음 제기했습
니다.

　척추질환의 역사는 새로운 기술의 발전과 그 걸음을 나란히
했습니다. 1895년, 독일의 물리학자 뢴트겐이 엑스레이를 발견하
면서 척추질환에 대한 인류의 이해는 새로운 전환점을 맞습니다.

1933년, 믹스터와 바가 처음으로 척추질환에 있어 추간판의 중요성을 이해하게 됩니다. 이후 약물을 이용한 추간판조영술 및 CT 검사가 개발되고, 연이어 1970년대 MRI 검사까지 개발되면서 비로소 정밀한 척추질환의 진단이 가능해졌습니다. 1990년대에 들어서며 내시경 기술이 비약적인 발전을 거듭하며 급기야 척추질환에까지 적용되었고, 2000년대 이후 손재주가 좋기로 유명한 한국의 척추 전문의들이 양방향내시경수술 분야에서 두각을 나타내기 시작하죠. 최근에는 세계 각국 의료진이 이미 척추수술 강대국이 된 우리나라의 선진 내시경수술 기법을 배우기 위해 협진을 요청하기도 합니다. 얼마 전이죠? 2022년 9월에는 세계 최고의 척추학회로 꼽히는 북미척추학회NASS가 한국인 의료진을 중심으로 양방향내시경수술 카데바 워크숍을 진행하고, 2023년 여름에는 세계 양방향내시경수술 국제학술대회를 우리나라에서 개최하기도 했죠. 부족하지만 제가 당시 메인 행사의 사회를 보기도 했습니다.

4차 산업혁명과 맞물리며 가까운 장래에 척추질환의 진단과 치료는 이제 새로운 국면을 맞이할 것으로 보입니다. 영화 「엘리시움」에는 환자가 잠시 누워만 있어도 백혈병이나 암, 척추질환 같은 질병이 순식간에 완치되는 최첨단 의료기기가 등장합니다. 단지 공상영화에 등장하는 한 장면이 아니라, 어쩌면 한 개인이 다 섭렵할 수도 없는 임상 자료와 사례를 포괄적으로 학습한 인공지능 로봇이 인간 대신 척추수술을 담당하고 손상된 척추 신경을 연결할 날도 그리 머지않을 듯합니다. 이와 맞물려 꿈의 기술이라 불리는 줄기세포를 이용한 척추재생술, 인공디스크치환술 등도 차례로 선

보이며 다음 세대에는 비로소 이 땅에 척추질환을 정복한 첫 번째 신인류가 탄생할지도 모릅니다. 그때까지 우리 척추를 잘 관리해 야겠습니다.

허리가 접힌 남자는 과연?

과연 허리가 접혔던 만수 씨는 어떻게 되었을까요? 처음에 저는 만수 씨가 젊은 나이에 극심한 통증을 호소하였기 때문에 디스크가 터진 게 아닐까 예상했습니다. 하지만 신경증상보다 허리 등 전반적인 근육 경직과 심한 통증으로 신경학적 검진이 불가하여 정확한 판단이 어려웠습니다. 어쨌든 정확한 진단을 위해 MRI 검사가 필요했고, MRI 영상을 확인한 결과 만수 씨의 상황이 제 예상과 달라 당혹스러웠습니다. 디스크가 터져서 신경을 누르고 있는 게 아니라 요추의 여러 분절에서 디스크 퇴행이 발견된 겁니다. 젊은 나이에 이 정도로 퇴행이 왔다는 게 믿기지 않았습니다.

만수 씨의 디스크 퇴행은 심각한 수준이었습니다. 허리 굴곡이 사라지고 일자허리를 지나 반대로 굴곡이 진행되었죠. 어느 한 부분이 갑자기 나빠졌다기보다는 기존에 있던 퇴행 병변으로 주변 근육 경직이 쌓이면서 디스크와 후관절의 압력을 올리고 상승된 압력이 신경을 자극하여 경직을 더욱 악화시키는 악순환이 반복하다가 이번처럼 극심한 통증으로 나타난 거였죠. 이미 진단을 듣기도 전에 만수 씨는 얼굴에 걱정이 가득하였습니다. 부인은 거의 울상이 되었죠. '이 정도 통증이면 분명 허리에 큰 문제가 생겼구나.' '혹시 이러다 큰 수술을 받는 건 아닐까.' MRI 분석을 마치고 진료실을 다시 찾으니 두 사람이 별의별 걱정을 다 하고 있더군요.

이럴 때는 환자와 보호자를 먼저 안심시키는 게 중요합니다. "너무 걱정하지 않으셔도 됩니다. MRI 사진을 보니 수술할 정도로 심한 건 아니구요. 그간 오랫동안 쌓여 온 근육 경직이 일시에 나빠져 등에 쥐가 나듯 통증이 온 겁니다. 충분한 안정을 취하시고 허리에 간단한 주사나 비수술적 치료를 받으시면 많이 좋아질 거예요." 이렇게 말씀을 드리니 만수 씨 부부는 눈을 동그랗게 뜨면서 놀랐습니다. "저, 정말입니까? 수술이 필요 없다구요?" 듣고서도 제 말을 믿지 못하는 눈치였습니다.

그렇게 허리에 신경 주사를 놔드리고 경과를 지켜보니 허리가 바로 펴지면서 다리를 올리고 내리는 게 수월해졌습니다. "어떻게 괜찮으세요?" 물어보니 환하게 웃으며 통증이 많이 줄었다며 안도의 한숨을 내쉬더군요. 옆을 지키던 부인 역시 굉장히 만족하며 연신 감사하다고 고개를 숙였습니다. 그렇게 구급차에 실려 들어오며 응급실이 떠나갈 것처럼 고통스러워하시던 만수 씨는 두세 시간이 지나고 멀쩡히 걸어서 부인 손을 잡고 병원을 떠났습니다.

만수 씨 사례처럼 허리가 아프다고 모두 수술을 받아야 하는 건 아닙니다. 정작 중요한 건 되도록 빨리 정확한 진단을 받는 것입니다. 믿을 수 있는 병원과 실력 있는 의사가 가급적 신속하게 진단하고 치료하면 허리가 접혀서 병원에 들어왔지만 꼿꼿이 서서 제 발로 걸어 나갈 수 있습니다. 일주일 뒤, 만수 씨는 음료수를 사들고 병원을 다시 찾아 그때 감사했다고 인사를 해주셨습니다. 그처럼 통증에서 벗어난 환자의 환한 얼굴을 마주하는 건 의사로서 언제나 보람 있는 일입니다. 만수 씨의 건강을 빕니다.

2장 | 직립보행이 척추 협착을 낳았을까?

우리는 인생에서 가장 드라마틱한 순간으로 아기가 일어나 첫 발을 떼는 순간을 꼽습니다. 엄마 도움 없이는 아무것도 할 수 없던 신생아가 다리에 힘을 주어 천천히 일어서는 장면은 언제 봐도 우리의 눈시울을 뜨겁게 합니다. 뒤뚱뒤뚱 넘어질 듯 걸음을 옮기는 아기는 결국 두 팔 벌리고 웃는 엄마 품에 달려가 와락 안깁니다. 누가 가르쳐주지도 않았는데 아장아장 걸어가는 아기를 보고 있노라면 자연스레 이런 의문이 듭니다. "인간은 과연 언제부터 두 발로 걸어 다녔을까? 그리고 그 걸음이 우리 척추에는 어떤 영향을 미쳤을까?"

지구상에 살고 있는 포유류 중에서 인간을 비롯한 극소수의 유인원만이 두 발로 걸어서 이동하는 것으로 알려져 있습니다. '호모 에렉투스homo erectus', 직역하면 '바로 선 인간'이라는 뜻이지요. 학자들은 대략 200만 년 전 아프리카 대륙에서 네 발로 걷는 인간, 호모 에렉투스가 출현했을 거라고 말합니다. 그러고 보면 꽤 오래전부터 인간은 두 발로 걷게 되었는지 모릅니다. 바로 선 인간이 도달한 문명사의 특이점은 의외로 컸습니다. 먼저 네 발로 다니던 인간이 두 발로 일어서게 되면서 두 팔을 얻게 된 건 '도구적 인간'의 시작을 알리는 순간이었으니까요.

모든 일에는 명암이 있습니다. 인간이 두 다리로 걸으면서 자연계의 패자覇者로 우뚝 설 수 있었지만, 동시에 허리에 통증을 달고 살아야 하는 운명도 덤으로 얻게 되었죠. 중력과 반대 방향으로 상체를 일으키려는 모험이 가져다준 비싼 대가라고나 할까요? 웰시코기와 닥스훈트는 허리디스크로 고생하는 대표적인 견종이라고 합니다. 흔히들 이를 두고 짧은 다리와 긴 허리를 가진 개들의 슬픈 운명이라고 말합니다. 그런데 인간은 다리도 짧지 않고 허리도 길지 않은데 왜 평생 한두 번은 디스크나 협착증으로 고생하는 걸까요? 이번 장에서는 그 이야기를 한 번 해볼까 합니다.

요통, 그 험난한 속사정

인류학자들에 따르면, 수백 년 전 농경사회에서는 척추질환이 매우 드문 병이었다고 합니다. 그도 그럴 것이 하루 종일 평야에서 곡식을 심고 열매를 거두니 허리 아플 틈이 없었을 겁니다. 어쩌면 일과 휴식의 적절한 밸런스가 도리어 허리 건강에 도움이 되었을지 모르죠. 그러나 2차 세계대전이 끝나고 상황은 완전히 바뀝니다. 대중교통의 발달로 자기 발로 걷는 것보다 차에 앉아가는 것이 훨씬 빠르고 편한 일상이 된 겁니다. 특히 60년대 이후 자동차의 대중화로 세계 여러 나라가 소위 '마이카 시대'에 접어들면서 사람들은 너 나 할 것 없이 가까운 거리도 차를 몰고 다녔습니다.

문제는 당장 나타났습니다. 종으로 받던 중력을 횡으로 받으면서 인간의 척추는 위에서 아래로 눌리는 형국이 되고 말았죠. 당연히 척추 마디 마디에 들어있는 디스크가 구조학적으로 눌릴 수밖에 없습니다. 그러던 것이 현대인이 걷기를 포기하고 앉는 자세, 즉 좌식문화를 선택하면서 척추는 또 다른 위기를 맞게 됩니다. 영상회의다 재택근무다 우리 주변에서 일어나고 있는 모든 삶의 메커니즘은 "걷지 말고 가만히 앉아 있어."라는 주문을 끊임없이 외는 주술사가 되어버렸습니다.

인간의 척추는 몸의 무게를 지탱하고 중력의 반대 방향으로 신체를 일으키는 뼈대가 된다는 점에서 가장 중요한 기둥이 됩니다. 도면 상 들어가야 할 철근이 제대로 들어가고 양생 기간을 충분히 거친 콘크리트 기둥이 고층 아파트의 무게를 너끈히 지탱할 수 있는 것처럼, 평소 알맞은 자세와 충분한 휴식, 적당한 운동과 영양만점의 식생활로 든든히 채워진 척추라면 백세시대를 맞아 적어도 우리 몸뚱아리 하나는 충분히 건사할 수 있을 것입니다.

안타까운 사실은 생활 습관의 변화와 운동 부족, 척추 건강에 대한 무지로 오늘날 척추질환 환자가 계속 증가하고 있다는 점입니다. 수술에 대한 막연한 두려움과 부정적인 인식으로 척추질환을 해결하지 않고 진통제로 버티고 버티다 도리어 퇴행성 질환까지 겹치며 인생의 역풍을 맞는 환자도 적지 않습니다. 막상 수술을 받고도 계속되는 요통이나 방사통으로 일상생활이 무너지고 삶이 퍽퍽해지면서 우울증에 빠지는 분도 있습니다. 당장 자유자재로 움직이지 못하게 되면서 직장생활이나 생업에 지장을 초래하여 사회 경제적 어려움을 겪는 환자를 보면 마음이 아픕니다.

척추질환은 단순한 건강상의 문제만 가져오지 않습니다. 허리가 아프면 사회생활이 불가능해지기 때문에 자신감이 결여되고 삶의 의욕이 떨어져 우울과 불안 등 심리적인 문제가 겹치게 됩니다. 이처럼 척추질환은 임상적인 부분만 봐서는 안 되고 사회심리적인 부분, 다시 말해 삶의 질이라는 맥락에서 살펴볼 필요가 있습니다. 내원한 환자들을 상담하고 그들의 삶을 들여다보면 대부분 의료적 문제뿐 아니라 사회심리적 문제, 경제적 문제에 발목이 묶여 있는 경우가 많습니다. 이족보행으로 종횡무진 자유롭게 돌아다닐 수 있게 된 호모 에렉투스가 스스로의 다리에 차꼬를 달아놓는 것과 같은 셈이죠.

요통을 일으키는 원인에는 여러 가지가 있지만, 대표적으로 추간판탈출증과 척추관협착증이 있습니다. 두 질환은 현대인의 척추에서 일어날 수 있는 대표적인 척추질환이죠. 그 중에서 추간판탈출증은 척추 마디와 마디 사이에 들어있는 연골조직인 디스크가 터지며 신경을 눌러서 발생합니다. 디스크는 동그란 원판 같이 생겨서 붙은 이름이고 전문용어로는 추간판이라고 하죠. 평소에 추간판이 제자리에 있을 때는 문제가 없는데, 외부의 압력이나 내부의 문제로 인해 이리저리 뒤틀리고 찌부러지다가 결국 '툭～' 하고 터지는 겁니다.

척추 밖으로 흘러나온 추간판은 주변을 지나는 신경을 압박하게 됩니다. 이때 칼로 찌르는 듯한 통증이 엄습하죠. 팔다리로 통증이 이어지거나 마비가 오기도 합니다. 척추는 중력에 대항하기 때문에 몸이 피로하면 척추에 더 많은 무리가 갈 수밖에 없습니다. 일부 탈출한 디스크는 시간이 지나면서 흡수되기도 하지만, 몸이 피로하고 건강이 불량할 때는 디스크가 나온 그대로 딱딱하게 굳거나 염증으로 번지게 됩니다. 평소 일상생활을 조절하고 음주와 흡연을 자제하는 자기관리가 척추건강에 중요한 이유입니다.

반면 척추관협착증은 척추 안쪽에 있는 척추관이라는 공간이 점점 좁아지면서 신경을 누르는 질환입니다. 보통 나이가 들면서 퇴행 현상의 하나로 척추관이 좁아지는데요. 우리는 모두 나이를 먹고 늙기 때문에 사실 협착증은 결국 모든 인간이 피할 수 없이 맞게 될 운명인 셈이죠. 그래서 대부분의 노년 인구에서 협착증은 가장 흔히 발견되는 질환입니다. 평소 나쁜 생활 습관과 부절제, 부적절한 라이프스타일로 그 운명의 시간을 앞당길 수 있습니다.

호모 에렉투스에게 가장 나쁜 생활 습관이 바로 하루 종일 앉아있는 겁니다. 다른 질환과 달리 척추는 개인의 자세와도 매우 밀접한 연관을 갖고 있는데요. 물렁뼈의 일종인 디스크는 구조학상 신체의 다른 부분과 달리 혈관과 연결되어 있지 않기 때문에 수분과 산소를 직접 공급받을 수 없습니다. 주변 골수에서 나오는 영양분을 흡수해서 형태를 유지합니다. 골수에서 영양분을 받으려면 척추뼈에 자극을 가하는 게 필요한 이유죠. 따라서 반드시 일상에서 몸을 움직이고 흔들어 척추를 움직여야 디스크가 숨을 쉬고 밥도 먹을 수 있습니다. 걷기와 스트레칭, 수영 등이 척추에 숨과 밥을 주는 활동이죠.

거창하게 운동센터 회원권을 끊고 운동기구를 사실 필요까지는 없습니다. 매일 앉아있는 습관만 고쳐도 척추질환의 상당 부분을 막거나 늦출 수 있습니다. 일상에서 적절한 운동이 없다면 일단 일어나 걷기부터 하세요. 하루 종일 컴퓨터 앞에 앉아 있거나 자동차 시트에 앉아서 운전하거나 책상에 앉아 업무를 보는 자세는 허리에 쥐약과 같으니까요. 자세만 바꿔도 허리로 가는 압력을 3분의 1까지 줄일 수 있다고 합니다. 침대에 누워 있을 때 허리가 받는 중력을 1이라고 한다면, 앉아 있을 때 허리에 가해지는 압력은 3, 서 있을 때는 10이라고 하죠. 한 연구에 따르면, 바른 자세로만 앉아도 척추에 가해지는 압력을 최대 30퍼센트 줄일 수 있다고 합니다. 따지고 보니 직립보행이 아니라 좌식문화가 문제였네요.

멀쩡한 허리를 수술할 뻔했던 박 씨 할아버지

하루는 70세 할아버지가 병원을 찾았습니다. 박 씨 할아버지는 허리도 허리대로 아팠지만 엉덩이부터 다리 뒤까지 심한 통증을 느껴 내원하셨습니다. 엉덩이 아래부터 허벅지 뒤로 이어지는 부분까지 방사통을 느껴서 앉아 있을 때나 누워 있을 때는 증상이 없었는데 일어서면 대번 통증을 호소하셨습니다. 당장 걷거나 서 있는 자세를 취할 수 없었죠. "에고, 이거 나이를 먹어서 그런 건지 통 걸을 수가 없네." 박 씨 할아버지는 당신의 몸에서 일어난 퇴행적 변화에 적잖이 당황해 하셨습니다. 그럼에도 괜찮아질 수 있다는 실낱같은 희망의 끈을 잡고 저를 찾아온 거였죠.

"할아버지, 많이 힘드셨겠어요."

저는 우선 할아버지를 앉히고 천천히 문진을 시작했습니다. 박 씨 할아버지는 이놈의 허리 때문에 여러 병원을 전전했다고 성을 내셨습니다. 한 병원에 갔는데 허리디스크라며 치료도 받고 주사 도 맞았지만 별 차도가 없었죠. 그래서 소개를 받고 다른 병원에 찾아갔는데 거기서는 협착증이라고 했답니다. 그래서 또다시 주사 치료를 받고 이것저것 다 해봤는데 증상이 나아지기는커녕 점점 나빠지기만 했죠. 그래서 이번이 마지막이라는 생각으로 큰 병원 으로 가서 자초지종을 말하니 거기서는 수술을 하자고 했답니다.

"나보고 허리에 나사를 박아야 한다고 그러더라고."

찬찬히 할아버지의 이야기를 들으니 나사못고정술을 이야기 하는 것 같았습니다. 병원 측에서는 디스크와 협착이 함께 왔고 수 술을 받아야 할 단계가 이미 지났으니 당장 수술 날짜를 잡자고 했 죠. 그런데 당신을 진찰한 의사 선생님은 수술 부위가 굉장히 애매 하기 때문에 나사를 한 군데가 아니라 여러 군데 박아야 한다고 하 시더랍니다. 문제는 나사못고정술도 대수술인데 그것도 위아래 여 러 군데 해야 한다면 과연 할아버지 연세에 버틸 수 있을까를 고민 하더라는 거죠.

"좀 무섭더라고. 의사도 확신이 없는 수술을 내가 받아야겠어?"

할아버지는 그때가 떠올랐는지 분을 삭이지 못하셨습니다. 그럼에도 마지막이라고 믿고 간 곳이기에, 게다가 지역에서 가장 유명하고 척추만을 전문으로 치료하는 병원이라기에 수술 날짜를 잡았다고 합니다. 가족과 주변 지인은 할아버지가 워낙 연로하시고 또 척추수술에 대한 굉장히 안 좋은 이미지를 갖고 있어서 강하게 말렸다네요. 집도할 의사가 자신 없어 하고 병변도 명확치 않아서 고민인 것 같다는 말에 어느 사람 하나가 저를 소개해서 이곳까지 오게 되었던 겁니다.

할아버지는 저한테 와서 대뜸 이전 병원에서 찍은 사진들을 봐달라고 했습니다. 그래서 MRI 사진과 엑스레이 사진을 모두 검토했습니다. 이상한 점은 환자가 전형적인 협착증 증상들, 이를테면 일어날 때 느껴지는 통증과 엉덩이와 다리 뒤로 이어지는 방사통 등을 모두 갖고 있는데 사진으로만 보면 신경이 눌린 곳이 딱히 보이지 않는다는 거였죠. '어, 이상하다.' 이럴 때 의사는 기로에 섭니다. '수술을 할 것인가 말 것인가?' 환자는 계속 아프다고 호소하는데 판독 결과는 반대를 말하고 있을 때 말이죠. 이런 경우 실력 없는 의사는 여러 군데를 다 수술하다 보면 그중에 적어도 하나는 걸리겠지 하는 마음으로 요행을 바라게 되는데, 사실 비양심적인 접근이라고 할 수 있습니다. 나이가 꽤 있는 어르신은 불필요한 수술을 받다가 오히려 증상이 나빠지는 경우도 많기 때문이죠. 이럴 때일수록 의사는 수술적 접근에 굉장히 신중해야 합니다.

"할아버지, 사진으로 볼 때 큰 문제가 안 보여요. 혹시 다른 일이 있었나요?"

우선 환자에게 다시 한번 어떤 일이 있었고 언제 어떻게 아프기 시작했는지 물었습니다. 그랬더니 그때야 며칠 전 물건을 들고 가다가 살짝 넘어진 거를 말씀하더군요. 본인은 대수롭지 않게 생각했기 때문에 그 얘기만 쏙 빼놓고 안 한 건데 실은 그게 통증의 결정적인 원인이었던 거죠. "딱히 심하게 부딪친 것도 아니라서…" 살짝 엉덩이가 주저앉듯 넘어졌는데 그 이후로 며칠 있다가 증상이 심해졌다고 했습니다. 그래서 MRI 사진으로 엉덩이 쪽을 다시 유심히 살폈더니 그제야 천골에 골절이 난 게 딱 보이더군요. 허리만 들여다보니 꼬리뼈 쪽에 난 골절이 보일 리 없었던 거죠.

사실 허리에는 아무 문제가 없었습니다. 만약 이전 병원들의 말만 믿고 허리 수술을 받았더라면 연로하신 할아버지는 과연 어떻게 되었을까 생각만 해도 아찔했습니다. 멀쩡한 허리를 열어 나사못을 여러 개 박아 넣었더라면 환자는 도리어 안 아팠던 허리가 아팠을 게 뻔했죠. 어디 그뿐입니다. 수술하면서 겪었을 고통과 회복까지 기다려야 하는 불편함, 수술에 들어갈 시간과 돈, 모든 게 환자의 손해가 됐을 뻔했습니다. 정작 천골은 놔둔 채 척추를 따라가며 위쪽으로 여러 번의 큰 수술을 받았다면 오히려 통증이 더 심해져서 환자가 굉장히 힘든 코스로 들어갈 수 있었죠. 천만다행이었습니다.

미세골절은 간단한 수술로 해결되었습니다. 골절 부위에 흔히 '뼈 시멘트'라고 하는 약재를 바늘로 넣어주고 통증 완화를 위해 진통제도 함께 주사했습니다. 그게 끝이었죠. 그렇게 수술도 필요 없이 뼈가 알아서 붙기를 기다리면 되었습니다. 효과는 즉시 나타났습니다. 통증은 바로 멎었고, 이틀에서 사나흘 지나자 할아버지는 자유자재로 걸어 다닐 수 있었죠. 박 씨 할아버지가 골절을 발견하지 못하고 수술에 들어갔다면 헤어 나오지 못하는 통증을 안고 살아갈 가능성이 굉장히 높았습니다. 왜냐하면 나사못고정술을 하면 하중 때문에 골절 부위가 더 악화될 수 있었기 때문이죠. 어쨌든 마지막 순간에 정확한 진단으로 가슴을 쓸어내려야 했던 사례였습니다. 이 사례를 통해 의사에게 풍부한 경험도 중요하지만 환자의 통증을 모두 믿지 않고 병력 청취와 함께 환자의 언행을 유심히 관찰하는 여유도 필요하다는 걸 느꼈습니다. 환자의 이야기를 한 귀로 흘려듣지 않고 상황을 자세히 복기하다보면 꼭 병원病原과 연결된 증상뿐 아니라 통증만으로는 잘 드러나지 않는 증상과 뒤에 숨어 있는 증거를 찾을 수 있습니다.

| # 좌우 다리 길이가 다른 거 아셨어요?

우리 몸은 좌우 대칭을 이루고 있습니다. 데칼코마니처럼 반으로 접으면 좌우가 딱 맞아떨어지죠. 그래서 사람은 사물이든 건물이든 좌우 대칭을 이루는 모습에서 심적 안정을 느낍니다. 그런데 사실 우리 몸은 완벽한 대칭이 아닙니다. 우리가 매일 거울로 보는 얼굴도 왼쪽과 오른쪽이 미세하게 다르죠. 어떤 학자는 이런 비대칭이 도리어 우리 눈에 자연스럽게 보인다고 말합니다. 마찬가지로 좌우 팔 길이나 다리 길이도 평소 자세나 행동 습관으로 인해 약간 차이가 나기도 합니다. 일설에는 레오나르도 다빈치도 「모나리자」를 그리면서 몸의 비대칭을 상쇄하기 위해 두 손이 포개지는 위치를 바꿔 그렸다고 하죠.

우리 몸이 좌우가 약간 차이가 나는 이유는 선천적인 이유와 후천적인 이유가 있습니다. 나도 모르게 음식물을 한쪽으로만 계속 씹다 보면 그쪽 턱뼈가 점점 자라날 겁니다. 오랜 기간 특이한 걸음걸이로 살았던 사람이라면 당연히 한쪽 다리가 더 길어지겠죠. 특히 운동선수의 경우, 이런 일을 흔히 볼 수 있습니다. 성장기부터 수십 년 148그램의 야구공을 던져왔던 좌완투수라면 오른팔보다 길이가 더 늘어난 왼팔을 갖고 있을 겁니다. 소위 데드암 증후군이라고 하죠. 대부분은 그 차이가 미미해 일상생활을 하는 데 별다른 지장이 없어서 대수롭지 않게 여길 뿐이죠.

문제는 다리 길이에 차이가 날 때입니다. 2010년 「한국사회체육학회지」에 실린 '전문 운동선수의 편측성 운동이 척추의 형태학적 구조에 미치는 영향'이라는 논문에 따르면, 한쪽으로 운동하는 선수의 골반, 척추, 몸통의 좌우 기울기는 양쪽으로 운동하는 선수에 비해 불균형한 것으로 드러났습니다. 다리를 꼬고 앉거나 짝다리를 잡으면 골반이 틀어진다거나 한쪽 어깨로만 가방을 메면 어깨가 비뚤어지는 것도 이와 같은 이유라고 합니다. 팔이나 어깨와 달리 다리는 평소 자세에 훨씬 큰 영향을 미칩니다. 한쪽으로 걷다 보면 요통과 고관절 통증이 찾아오고 척추에도 무리가 갈 수 있죠.

사실 대부분 현대인은 좌우 다리 길이가 다릅니다. 흔히 하지부동下肢不同이라고 부르죠. 일부 연구에 따르면, 40~70퍼센트의 성인이 어떤 형태로든 짝다리를 갖고 있다고 합니다. 그렇다고 너무 걱정하지는 마세요. 다리 길이의 차이가 10밀리미터 미만이면 일상생활에 아무런 지장이 없다고 합니다. 외과적 치료가 필요한 경우도 거의 없죠. 문제는 그 이상 차이가 날 때입니다. 차이가 클수록 걸음걸이나 자세, 척추 등에 무리가 될 가능성이 높습니다.

일상에서 하지부동을 확인하는 방법은 의외로 간단합니다. 똑바로 드러누운 상태에서 천장을 보고 양 무릎을 90도로 구부린 채 발을 나란히 모읍니다. 발쪽에서 머리 쪽을 바라볼 때 무릎 높이에 차이가 난다면 좌우 종아리뼈의 길이가 다른 것이며, 머리 쪽에서 발쪽으로 바라볼 때 무릎 높이에 차이가 난다면 좌우 골반이 기울어지거나 다리 길이가 다른 것이죠. 물론 정확한 진단을 위해서는 전문 엑스레이 영상을 찍어봐야겠지만, 육안으로도 확연히 차이가 난다면, 다리 절뚝거림과 같은 보행 문제, 허리나 엉덩이, 무릎 또는 발목의 통증을 동반할 수 있습니다. 대수롭지 않은 것처럼 보이지만, 전문가들은 다리 길이의 차이가 한 사람의 전반적인 삶의 질에 영향을 미칠 수 있다고 지적합니다.

대칭을 지탱하는 힘, 척추

전 세계 수많은 여성이 매일 아침 하나의 종교의식처럼 수행하는 고달픈 일과가 있습니다. 바로 거울을 보며 얼굴에 눈썹을 그리는 일이죠. 실제로 화장하는 데 가장 많은 시간을 들이는 부위가 눈썹이라고 합니다. 어떤 여성은 그날 그려진 눈썹으로 하루의 운세를 점치는 징크스까지 있다고 하네요. 화장하는 여성은 왜 이리 눈썹에 민감한 걸까요? 보통 우리 얼굴이 왼쪽과 오른쪽이 서로 다르기 때문입니다. 좌우 대칭을 맞춰 눈썹을 그리는 건 생각처럼 쉽지 않습니다. 조금만 방심했다간 과거 철 지난 코미디의 순악질

여사처럼 일자눈썹이 되고 말죠.

그래서일까요? 사람들은 더 좋아하는 한쪽 옆얼굴(영어로 '프로파일'이라고 하죠)이 따로 있다고 합니다. 영화배우 박해진은 자기는 왼쪽과 오른쪽 얼굴이 다르게 생겼다며, 오른쪽은 눈꼬리가 올라가 있어 날카롭고 왼쪽은 눈꼬리가 쳐져 선한 얼굴이라고 밝힌 적이 있습니다. 그러면서 개인적으로 왼쪽 얼굴이 조금 더 잘생긴 거 같다고 말하는 걸 본 적이 있습니다. 실제로 호주 멜버른대학의 심리학자 마이클 니콜스에 따르면, 1천5백 점의 초상화를 비교한 결과 왼쪽 얼굴을 그린 그림이 더 많았다고 합니다. 사람의 감정 표현이 오른쪽보다는 왼쪽 얼굴에 더 잘 나타나기 때문이라고 합니다.

그러면 척추는 어떨까요? 팔다리의 비대칭은 척추에 변형을 가져올 수 있습니다. 걸을 때 한쪽 다리에 더 힘이 들어가거나 물건을 들 때 한쪽 팔로 더 많이 힘을 쓴다면 몸의 밸런스에 적지 않은 영향을 줍니다. 우리 몸에는 항상성homeostasis이라는 특성이 있습니다. 신체 스스로 균형과 질서를 유지한다는 거죠. 하지부동이 단시간에 큰 변화를 주진 못해도 수년 동안 조금씩 계속 불균형이 몸에 쌓이면 척추는 몸의 항상성을 유지하기 위해 굴곡과 변형을 선택하죠. 목과 어깨, 허리는 특히 이런 특성이 강합니다. 경추와 요추는 여러 개의 뼈로 연결되어 있어 하나가 틀어지면 나머지도 같이 뒤틀리게 됩니다.

우리는 진화 과정을 통해 자연스럽게 보행 중 무게중심의 이동을 수행합니다. 한 발에서 다른 발로 지지축을 옮길 때 우리가 특별히 의식하지 않아도 자연스레 몸의 밸런스를 맞추죠. 이때 다리가 좌우 대칭을 이루고 있어야 다리 근력을 사용할 때 에너지 소비를 줄일 수 있습니다. 그렇지 못하면 조금만 걸어도 피로와 긴장도가 올라갈 수 있죠. 비유하자면 좋은 연비의 자동차라도 타이어의 공기압이 서로 다르면 한쪽 면이 계속 닳게 되어서 자동차가 받는 저항이 올라가는 것과 같다고 할 수 있습니다. 하지만 여러 구조적인 이유, 기능적인 원인에 따라 우리 다리는 이상적인 균형을 이루기보다 대칭이 깨진 경우가 많습니다. 제 진료 경험상 내원하신 많은 환자분들이 하지부동을 갖고 있었습니다.

자세가 불안정하거나 걸음걸이가 절룩거리는 사람의 척추를 MRI 검사로 촬영하면 대부분 디스크에서 문제가 발견됩니다. 제 경험상 디스크나 척추측만증이 있는 환자는 그렇지 않은 일반인보다 하지부동의 차이가 더 큽니다. 추간판탈출증으로 인한 통증을 우리 몸은 귀신같이 알아챕니다. 그래서 누가 시키지도 않았는데 몸은 통증을 피하려고 아픈 쪽으로 몸을 기울여 걷기 마련이죠. 주변에서도 허리 아픈 사람의 걸음걸이를 자세히 보면 무언가 균형이 맞지 않은 자세를 금세 찾을 수 있습니다.

2006년 「대한재활의학회지」에 실린 '족부 보조기를 통한 회내족 및 다리 길이의 교정이 척추만곡에 미치는 효과'라는 논문에 따르면, 하지부동을 포함한 몸의 비대칭과 척추만곡증 사이에 직접적인 상관관계가 있다는 게 밝혀졌습니다. 이런 경우 깔창 같은 간단한 도구를 활용해서 다리 길이와 걸음걸이를 개선하면 허리 통증도 점차 사라지는 것으로 나타났습니다. 또한 척추질환은 과로와 매우 밀접한 관계를 갖고 있습니다. 몸이 피곤하면 대번 척추에 통증이 발생하죠. '등골이 휜다'는 옛말은 말뿐이 아니라 사실입니다. 평소 과로하거나 고된 일을 할 때 몸은 척추에 신호를 보냅니다.

척추가 보내는 신호

일중독자들에게 척추는 제발 쉬라는 신호를 보내고 있습니다. 제가 의과대학을 졸업하고 레지던트 과정을 밟고 있을 때 겪었던 일입니다. 레지던트는 할 일이 참 많습니다. 수술실에도 들어가야 하고 회진도 돌아야 하고 응급실에서 환자도 봐야 하죠. 지금이야 많이 개선되었지만, 저 때만 해도 병원에서 먹고 자는 100일 당직도 있었죠. 기본적으로 병원 당직실에서 24시간 온종일 일을 하던 시절이었습니다. 그래서 참 역설적인 이야기일 수 있는데, 의사가 환자의 건강은 돌보면서 정작 자신의 건강은 챙기지 못하는 경우가 허다했습니다. 건강을 챙긴답시고 규칙적으로 운동하는 일은 언감생심이고, 언제나 잠이 부족했기 때문에 자투리 시간이라도 나면 일단 쪽잠이라도 자둬야 했습니다.

그러던 어느 날, 평소처럼 당직실 좁은 침대에서 자고 일어났는데 갑자기 엉치가 너무 아팠습니다. 엉치뿐만 아니라 다리까지 저렸죠. 레지던트가 담당하는 일의 특성상 쉴 수 없는 일정이어서 약을 지어 먹으며 당분간 버티기로 했습니다. 그런데 통증이 점점 심해지는 거였어요. 더 이상 참을 수 없을 정도로 아팠습니다. 그래서 하루는 MRI 검사를 받았더니 아뿔사! 허리 디스크였습니다. 요추 4번과 5번 사이에 디스크가 터진 거죠. 디스크가 척추신경을 누르고 있다 보니 다리까지 저리고 아팠던 겁니다. 척추 의사에게 디스크라니 웃픈 현실 아닌가요?

레지던트에게 휴식은 그림의 떡이었기 때문에 쉬거나 수술할 수 없었습니다. 대신 찜질을 자주 하고 약을 먹으며 보존 치료에 매달릴 수밖에 없었죠. 그렇게 증상이 점차 호전되더니 어느 순간부터는 통증이 사라졌습니다. 다행히 디스크가 심하지 않았기 때문에 흘러나왔던 디스크가 흡수되면서 자연스럽게 치유된 거죠. 이후 군의관 생활을 하면서 규칙적으로 운동하였고 허리는 이전보다 더 건강해졌습니다.

문제는 제대 이후였죠. 군대에서 훈련을 잘 받고 코어근육을 튼튼하게 했을 때는 별 문제가 없었던 허리가 병원에 복귀하면서 체중도 늘고 생활도 불규칙해지자 증상이 재발한 겁니다. 허리가 아파오더니 이번엔 쉽게 통증이 사라지지 않았습니다. 다리도 자주 저리고 오래 앉아있으면 엉덩이도 불편하고 힘들었죠. 앉아있는 게 힘들다는 건 의사에게 치명적인 일이죠. 하루 종일 의자에 앉아서 내원한 환자들을 진료하고 치료도 해야 하기 때문입니다.

하루는 참을 수 없을 정도로 허리가 아파서 다시 MRI를 찍어보았습니다. 디스크가 생기면 모두 흡수되는 게 아니라 남아있는 애들이 돌처럼 딱딱하게 변하면서 점차 척추관협착증으로 진행하게 되는데, 확인해 보니 제 허리가 바로 협착증으로 넘어가는 단계에 있었던 겁니다. 갑자기 아프고 움직임이 불편해지니까 만사가 귀찮고 힘들어졌습니다. 병원에서 집으로 돌아오면 허리가 아파서 잠을 이룰 수 없었죠. 허리가 오래 아프면 자동으로 목과 골반까지 아파옵니다. 저도 모르게 허리가 아닌 다른 부위에 힘을 주다 보니 전체적으로 몸의 균형이 맞지 않게 되었기 때문이죠.

허리가 아프니까 운동도 하고 싶지 않고 그냥 누워 있고 싶어집니다. 그러면 체중이 늘고, 불어난 체중으로 인해 다시 허리를 압박하는 악순환이 이어지죠. 이래선 안 되겠다 싶었습니다. '그래도 내가 명색이 척추 의산데 허리가 아파서 이렇게 고생하면 되겠나?' 척추관협착증은 단순히 운동만으로는 해결되지 않습니다. 일정량의 약을 복용하고 하체 부분에 코어 운동도 집중적으로 하면서 근육의 힘을 키워야 합니다. 저의 경우에는 수술로 자리를 비울 수 없었기 때문에 매일 자전거 타기와 계단 오르기를 반복하며 한 주에 두 번 이상은 3킬로미터 달리기를 꾸준히 했죠. 물론 식단 조절도 함께 하면서요.

다행히 제 허리는 눈에 띄게 좋아졌습니다. 일단 체중을 많이 줄였고 대신 운동량을 늘렸습니다. 그렇게 허리에 자신감이 생기자 신났죠. 가까운 피트니스센터에서 PT도 받고 꾸준히 운동에 힘썼습니다. 언제부턴가 진료실에 오래 앉아있어도 허리에 무리가 가지 않았습니다. 오랫동안 서서 수술을 하고 나면 허리가 끊어질 듯 아팠는데, 신기하게도 그런 증상이 눈 녹듯 사라졌습니다. 특히 저는 개인적으로 골프를 좋아하는데, 골프는 허리가 특히 중요한 운동이기 때문에 골프를 좋아하는 분이라면 평소 허리 건강에 신경을 많이 써야 합니다.

지금도 저는 하루에 척추수술을 십여 차례 해야 하는 바쁜 와중에도 허리를 잘 지키고 있습니다. 특히 체중이 3킬로그램 이상 찌는 걸 굉장히 경계하고요. 그래서 체중이 조금이라도 늘었다 싶으면 바로 운동량을 늘리고 식이요법을 시작합니다. 꾸준히 일주일에 한두 번은 밖으로 나가서 뛰는 편입니다. 힘들지 않은 날은 엘리베이터를 이용하기보다는 아파트 계단을 오릅니다. 이렇게 허벅지를 튼튼하게 만들면 기립근부터 전체적인 등 근육이 힘을 받으면서 허리를 좀 수월하게 움직일 수 있답니다.

저의 경험으로는 허리가 건강하지 않고 매일 아프면 통증뿐만 아니라 일상생활에 활력이 떨어집니다. 괜히 삶의 의욕도 없어지고 별일 아닌데 화부터 나고 주변 사람에게 짜증도 쉽게 내게 되죠. 이처럼 허리 질환은 허리에서 끝나지 않습니다. 우리 생활 전반에 영향을 미칠 수 있고, 신체뿐 아니라 정신까지 타격을 받습니다. 움직임이 둔해지고 느려지면서 자신감이 떨어지고 만사가 귀찮아집니다. 척추질환을 앓는 분들이 삶의 질이 급격히 떨어지면서 우울증으로 고생하는 것도 바로 이런 이유 때문입니다. 저의 사례처럼 꾸준히 생활 습관을 바꾸고 긍정적인 마인드를 가질 때 척추도 바로 세울 수 있습니다.

"여러분, 너무 걱정하지 마세요. 저 역시 허리가 아팠던 사람입니다."

4장 | 우리 몸에서 가장 아름다운 커브, 척추

스페인 바르셀로나의 명물 사그라다 파밀리아 대성당은 1882년 첫 삽을 뜬 이래 141년이 지난 현재까지 공사 중인 건축물입니다. 깎아지른 듯 날카로운 직선미를 뽐내는 다른 고딕양식 성당과 달리, 사그라다 파밀리아는 온통 곡선으로만 이루어졌다고 합니다. 성당을 설계한 안토니 가우디는 집요하게 곡선만을 고집한 이유를 묻는 사람들에게 이렇게 말했다고 전해집니다. "자연에는 직선이 없습니다. 직선은 인간의 선이고, 곡선은 신의 선이기 때문이죠." 명실상부 근대 최고의 종교 건축물을 설계한 위대한 건축가다운 답변입니다. 그렇지 않은가요?

그런데 따지고 보면 인간의 몸도 어느 한 곳 직선인 데가 없습니다. 둥근 머리통과 도톰한 엉덩이, 잘록한 아랫배, 톡 튀어나온 양 어깨, 여인의 아름다운 가슴 무덤. 그중에서 허리는 우리 신체에

050

서 단연 최고의 곡선이라 할 수 있습니다. 건강한 척추는 S자를 만드는 세 개의 자연스러운 곡선을 가지고 있습니다. 이 곡선은 외부에서 여러분의 몸에 가해지는 충격을 흡수하고 척추를 부상으로부터 보호합니다. 척추가 정상적인 S자 곡선이 아니라 잘못된 형태의 곡선이면 도리어 척추 건강에 커다란 위협이 될 수 있습니다. 척추측만증이 대표적이죠. 말 그대로 척추가 한쪽[側]으로 휘어져[彎] 있는 증상입니다.

하늘이 내린 곡선은 척추의 S자 곡선입니다. 습관이 만든 척추변형은 거꾸로 된 S자 곡선이죠. 유전과 습관이 만든 척추측만증은 옆으로 누운 S자 곡선입니다. 척추측만증은 일반적으로 성장과 발육이 급격한 14세 전후로 흔히 발견되고, 남자보다는 여자에게 3~5배 정도 많이 발병한다고 합니다. 뒤에서 다시 살펴보겠지만, 척추측만증은 전후가 아닌 좌우로 굽은 척추로 심하면 등뿐만 아니라 주변 장기를 압박하여 위험한 상황을 초래할 수 있습니다. 이번 장에서는 하늘이 내린 곡선 척추에 발생하는 각종 질환에 대해 살펴보도록 하겠습니다.

척추질환의 위험요인

인간이 지상에 세운 건축물은 아무리 견고해도 강도 6.0의 지진이 한번 몰아치면 속절없이 무너지고 맙니다. 반면 신이 빚은 인간의 척추는 일상적 활동 반경 내에서 겪는 웬만한 외부 충격에도 너끈히 견딜 수 있도록 설계되어 있습니다. 하지만 뜻하지 않는 여러 상황이 닥칠 때면 제아무리 튼튼한 척추라도 버티기 힘들죠. 대부분의 질환은 예고도 없이 마른하늘에 날벼락처럼 다가오지 않습니다. 소위 위험요인risk factors이라는 게 있죠. 어느 정도 질환을 예측할 수 있는 변수가 있다는 뜻입니다. 척추질환도 마찬가지입니다. 인과학etiology의 측면에서 잠재적 위험요인을 미리 대비한다면 허리통증을 예방하는 데 도움이 될 뿐만 아니라 이미 척추질환이 닥쳤을 때 문제의 원인도 빨리 규명할 수 있습니다.

허리통증의 위험요인은 크게 개인 요인individual factors과 심리사회 요인psychosocial factors, 직업 요인occupational factors으로 나뉩니다. 먼저 질환에 대한 인구통계를 알면, 자연스럽게 개인의 성별과 연령, 체격 등에 따라 특정 척추질환이 발병하는 빈도를 알 수 있게 됩니다. 일례로 2016년 우리나라 통계를 기준으로 볼 때, 39세 이하에서는 남성에게 척추질환이 더 빈번하나, 40세 이상은 여성에게서 더 흔하게 발병하죠. 소아나 청소년 집단에서는 척추변형이 흔하다면, 59세 이하에서는 추간판탈출증과 동반한 신경병증이, 60세 이상에서는 척추관협착증과 연관된 신경병증이 빈발합니다. 젊은 연령층에서는 추간판탈출증이, 50세 이상에서는 협착증 같은 퇴행성 척추질환이 더 많습니다.

체중과 운동 부족은 개인 요인 중 척추질환을 가져오는 중요한 요소입니다. 유산소운동과 근력운동으로 평소 허리와 하체의 힘을 기르는 개인이 그렇지 않은 개인보다 척추질환의 빈도가 낮습니다. 물론 과격한 운동으로 도리어 허리통증이 발생할 수도 있지만,

보통 운동량과 척추질환 사이의 상관관계는 반비례합니다. 과체중은 척추질환을 낳는 또 다른 주요 위험요인입니다. 과체중은 척추를 위에서 누르는 압력이 크다 보니 허리에 무리를 줄 수밖에 없습니다. 과체중과 추간판탈출증 간의 상관관계를 입증하는 연구는 이미 상당한 분량으로 나와 있는 상태죠.

질병은 척추질환을 낳는 또 다른 개인 요인에 속합니다. 강직성척추염과 류마티스 관절염 같은 다양한 형태의 관절염을 포함하여 개인이 갖고 있는 많은 지병이 허리 통증을 유발하거나 척추질환을 가져올 수 있다는 거죠. 또한 당뇨병은 근력은 감소시켜 허리 통증의 원인이 될 수 있습니다. 습관 역시 무시할 수 없는 위험요인인데요. 그중에서 흡연은 척추 건강에 나쁜 요인으로 꼽힙니다. 흡연은 척추로 가는 혈류를 줄이고 골다공증의 위험도 증가시킵니다. 또한 흡연은 수술을 받은 환자의 치료 속도를 늦춥니다. 더하여 흡연은 척추 유합수술을 받은 환자에게 뼈의 유합을 저해하는 요인으로, 저는 수술 후 환자에게 금연을 적극 권장하고 있습니다.

반면 심리사회 요인은 개인 요인처럼 명확하진 않지만 척추 관련 통증을 일으키는 또 다른 요인입니다. 우선 우울증과 불안감이 있는 사람일수록 척추 관련 통증 발생의 위험성이 높다고 통계는 말합니다. 신경전달물질인 세로토닌과 노르에피네프린의 불균형은 우울증과 같은 기분장애를 낳고, 나아가 고통의 감각과 기억을 생성하는 데 관여합니다. 이는 우울증으로 고통받는 사람이 더 오래 고통을 경험하는 이유를 우리에게 설명해 줍니다. 나아가 우울증은 수면을 방해하고, 수면장애는 척추질환뿐 아니라 다른 질환의 발병 가능성까지 높입니다. 정신적 스트레스는 근육에 긴장을 유발하고, 이는 요통의 간접적 원인이 될 수 있습니다. 또한 수술 후 신경병증성 통증의 회복을 늦추고, 수술 및 시술의 만족도를 낮추는 경향이 있죠.

직업 요소는 사회 요소이자 개인 요소로 볼 수 있습니다. 특정 직업은 허리 건강에 특히 나쁜 영향을 미칠 수 있습니다. 수시로 허리에 무리한 힘을 가하거나 무거운 것을 반복적으로 들어야 하는 직업을 갖고 있는 사람이라면 허리 부상의 위험이 높고, 추간판탈출증 및 척추전방전위증을 유발할 위험에 많이 노출된 셈이죠. 반면 활동이 적고 하루 종일 책상에 앉아서 일하는 직업을 갖고 있는 사람들 역시 척추 건강에 썩 좋은 환경에 있지는 않습니다. 주기적으로 몸을 움직이고 활동하는 상황에서 허리는 도리어 건강할 수 있죠. 대형 트럭이나 중장비 등 진동이 큰 차를 운전하는 직업 또한 디스크질환 발병 위험을 높이는 위험 요소 중 하나입니다. 또한 수술 후 증상 및 병변의 재발률을 높이는 요인으로 작용하기 때문에 수술 후 직장 복귀에 여유를 갖도록 권장하고 있습니다.

이 밖에도 척추질환에 유전 요인이 있을 수 있습니다. 모든 질병은 유전 요인을 완전히 배제할 수는 없겠죠. 척추에 영향을 주는 강직성척추염 같은 질환은 유전과 직접적 관련이 있는 것으로 알려져 있습니다. 선천적인 척추측만증이나 척추변형 등도 생각해 볼 수 있겠죠. 또한 인종도 유전 요인의 하나라고 볼 수 있습니다. 예를 들어, 아프리카계 미국 여성은 백인 여성보다 척추후만증이 생길 가능성이 두 배나 더 높다는 연구 결과도 있습니다. 우리나라의 경우, 인종적 다양성이 크지 않아 인종 요인은 무시해도 될 수 준입니다. 이러한 위험요인을 정리하면 다음 표와 같습니다.

위험요인	발생	만성
개인 요인	나이, 신체 건강, 허리 근육 불량, 복부 근육 불량, 흡연	비만, 낮은 교육 수준, 높은 수준의 통증 및 장애
심리사회 요인	스트레스, 불안, 부정적인 기분이나 감정, 낮은 인지 기능, 통증 행동	고통, 우울한 기분, 신체화
직업 요인	물건 들어올리기, 몸을 굽히고 비틀기, 전신 진동, 직무 불만족, 단조로운 업무, 나쁜 직장 관계 및 사회적 지원	직무 불만족, 직무 복귀 시 과중한 업무, 하루 대부분 물건을 들어올려야 하는 직무

건물이 지진의 충격을 견딜 수 있으려면 애초에 내진 설계로 지어져야 합니다. 지진이 잦은 일본의 경우, 모든 건축물이 의무적으로 따라야 하는 내진 기준은 진도 5.0 정도의 지진에서는 경미한 손상을, 강도 6.0~7.0 이상의 지진에서도 붕괴하지 않을 정도의 내력벽을 갖춰야 한다고 합니다. 위험요소를 모르면 지진과 상관없는 건물을 대충 짓게 마련이죠. 마찬가지로 척추가 웬만한 외부의 압력을 견디려면 평소 개인 요인과 심리사회 요인, 직업 요인 등 위험요인을 따져보고 미리 대비하는 노력을 게을리하지 않아야 합니다.

위험요인으로 판단한 김 씨 할아버지 사례

척추질환을 부르는 위험요인은 먹잇감을 노리는 맹수처럼 호시탐탐 환자들을 덮칩니다. 김 씨 할아버지의 사례도 그랬습니다. 하루는 70대 후반 김 씨 할아버지가 근심 어린 표정으로 병원을 내원했습니다. 할아버지는 다리에 힘이 없고 자꾸 휘청거리고 넘어지면서 여기저기 다치고 부러지기를 반복하던 어르신이었죠. "선생님, 제가 하루에 한두 번꼴로 자빠집니다." 할아버지의 말을 듣고 바지를 걷어 보니 진짜 무릎이나 정강이에 성한 데가 없으시더라고요. 얼마 전에 병원에 다녀오셨는지 무릎 여기저기에는 상처를 치료하고 붙인 패치가 아직까지 붙어 있었습니다. 저는 바로 문진에 들어갔습니다. 할아버지는 척추질환의 위험요인을 거의 빠짐없이 갖고 있었습니다. 예전부터 협착증 진단을 받아서 치료도 받았지만 어찌된 영문인지 허리가 계속 아팠고 이제는 엉치와 다리까지 저리고 쑤신다고 했습니다. 그러다가 이제는 다리에 힘이 없고 마비가 오면서 휘청거리니까 병원을 찾았던 거였죠.

김 씨 할아버지는 다른 병원에서 나사못을 고정하는 수술을 받았다고 합니다. 제가 MRI로 확인해 보니 요추 4번, 5번, 천추 1번 두 마디를 나사못으로 고정했더군요. 하지만 수술하고 나서 허리 통증은 오히려 더 심해졌습니다. 큰맘 먹고 허리에 큰 수술도 했는데 다리에 힘까지 빠지니 속으로 '큰일 났구나.' 싶었답니다. 그래서 혹시 머리 쪽에 문제가 있는 건 아닐까 싶어 다른 병원에서 머리 MRI와 정밀 검사를 했지만 특이 사항이나 병변이 발견되지는 않앉던 거죠. 그래서 여기저기 전전하다가 저의 이야기를 듣고 병원을 찾아온 거였습니다.

할아버지의 증상을 처음부터 쭈욱 들어보니까 협착증과는 조금 다른 양상을 보였습니다. 척추관협착증에서 오는 신경병증이 전형적으로 나타나는 하체 구간이 따로 있습니다. 보통 일정 부분의 신경다발이 눌리면서 주로 엉덩이 뒤나 다리 뒤쪽으로 따라 내려가는 통증을 느낍니다. 또한 한쪽 발목에 힘이 빠지거나 무릎에 힘이 빠지는 등 제한된 하체 관절에 마비 증상이 확인됩니다. 할아버지처럼 전체적으로 다리에 힘이 빠지거나 감각이 떨어지지는 않습니다. 다리에 힘이 빠지더라도 일부 구간에서만 그런 양상이 있는데, 할아버지는 전체적으로 양쪽 다리가 힘이 빠지고 휘청거렸습니다. 이런 경우는 협착증보다 척수병증myelopathy일 가능성이 더 높습니다.

저의 예상은 맞아떨어졌습니다. MRI 진단을 확인하자 대번 경추에 척수병증이 발견되었습니다. 척수병증이 한 군데가 아니고 두세 군데 쭉 연결돼서 이미 신경이 상당히 손상된 흔적이 보였습니다. 그래서 저는 할아버지에게 자주 넘어지시는 이유가 경추, 즉 목에서 온 증상이라고 자세히 설명을 드려야 했습니다. "어르신, 이거 신경을 풀어줘야 해요. 수술을 받으셔야 걸을 수 있는데 연로하셔서 수술을 버텨내실지 걱정입니다." 그런데 앞서 말한 것처럼 김씨 할아버지는 위험요인을 모두 갖고 있었습니다. 연로한 상황에 수년 전 심장 스텐트 시술을 받았고, 당뇨와 혈압까지 있었기에, 전신마취를 하고 목뒤를 넓게 절개해서 여러 분절의 경추 후궁을 잘라 들어 올려 고정하는 후궁성형술laminoplasty을 하기에는 수술 위험이 컸습니다.

하지만 대안이 하나 있었습니다. 바로 양방향내시경수술이죠. 경추에 1센티미터의 작은 구멍을 만들고, 척추 내시경과 미세 수술 도구를 넣어 심하게 눌렸던 척수신경을 풀어주는 방법이었습니다. 이른바 후궁절제술laminectomy이었죠. 후궁절제술은 넓은 부위를 절개하거나 근육을 박리할 필요가 없어서 수술 시간과 출혈량을 획기적으로 줄일 수 있습니다. 수술은 금세 끝났습니다. 마취 시간이 길지 않고 출혈량이 적어 할아버지가 잘 버텨주셨어요. 한 2~3일 정도 지나면서 다리에 힘이 들어가는 게 느껴지니, 할아버지는 너무 신기해했습니다. "아니, 다리에 힘이 없어 넘어지는 게 목뼈 때문이라는 걸 내가 어떻게 알겠어?" 그렇게 3개월이 지나자 언제 그랬냐는 듯 할아버지는 혼자 잘 걸었고, 1년쯤 지나 병원에 내원했을 때는 마치 청년으로 되돌아간 것처럼 걸음이 가뿐해졌습니다.

위험요인을 알고 미리 대비했더라면 김 씨 할아버지처럼 수술까지 받을 필요는 없었을지 모릅니다. 자기가 평소 어떤 위험요인을 가졌는지 파악하고 조심하는 건 그래서 매우 중요합니다. 일단 나이가 들면서 남녀를 막론하고 척추에 퇴행성 질환이 생길 위험성은 가파르게 상승하기 때문에 허리를 정기적으로 검진하는 게 필요하고, 심리사회 요인과 직업 요인도 잘 헤아려 문제가 생기기 전에 미리 대비하는 습관을 들이는 게 좋습니다. 척추는 아는 만큼 보입니다. 지금 여러분이 갖고 계신 위험요인은 무엇인가요? 아래

표에 나의 위험요인이 무엇인지 살피고 동그라미로 표시해보세요.

나의 위험요인 자가 체크

위험요인	발생	만성
개인 요인	나이, 신체 건강, 허리 근육 불량, 복부 근육 불량, 흡연	비만, 낮은 교육 수준, 높은 수준의 통증 및 장애
심리사회 요인	스트레스, 불안, 부정적인 기분이나 감정, 낮은 인지 기능, 통증 행동	고통, 우울한 기분, 신체화
직업 요인	물건 들어올리기, 몸을 굽히고 비틀기, 전신 진동, 직무 불만족, 단조로운 업무, 나쁜 직장 관계 및 사회적 지원	직무 불만족, 직무 복귀 시 과중한 업무, 하루 대부분 물건을 들어올려야 하는 직무

무엇보다 중요한 건 위험요인을 알고 대비하는 일입니다. 인생의 지진이 덮치기 전에 전문병원에 내원하여 정확한 진단을 먼저 받아보시기 바랍니다.

빌딩숲 사이로 깎아지른 듯한 마천루를 보고 있노라면 이를 설계한 인간의 창조력과 공간지각능력에 경외감까지 듭니다. 철근 콘크리트로 세워진 빌딩들은 마치 철옹성처럼 절대 무너질 것 같지 않습니다. 그런데 고층빌딩일수록 일정한 비율로 흔들리도록 설계되어 있다는 사실을 여러분은 아시나요? 아랍 에미레이트에 있는 버즈두바이타워는 바람과 진동에 따라 좌우 115센티미터로 흔들린다고 하죠. 높이에 비례하여 건물에 유연성을 줘야 무너지지 않는다는 원리랍니다. 이와 함께 건물의 무게중심도 중요합니다. 대만 타이베이에 있는 파이낸셜빌딩은 건물에 680톤 규모의 추를 달아 흔들림에 따라 작용과 반작용의 원리로 버틸 수 있게 설계되어 있습니다. 건물이 바람을 맞아 뒤로 젖혀지면 추는 반대 방향으로 나아가기 때문에 건물의 중심이 흐트러지지 않는 겁니다.

구조물이 흔들린다는 건 힘이 없거나 균형을 잃기 때문이 아니라 도리어 유연함으로 외부의 충격을 흡수하기 때문입니다. 아무리 매서운 바람이 불어도 폭풍우가 갈대 허리 하나 꺾을 수 없는 이유가 여기 있는 거죠. '휠지언정 부러지지는 마라.'는 미덕을 자연은 알고 있는 셈이죠. 도종환 시인의 '흔들리며 피는 꽃'이란 시에도 유연성이 가장 강한 힘이라는 점을 보여주고 있습니다. 이리저리 흔들리고 휜 꽃은 더 올곧게 자라는 법입니다. 시는 이렇게 시작합니다.

흔들리지 않고 피는 꽃이 어디 있으랴
이 세상 그 어떤 아름다운 꽃들도
다 흔들리면서 피었나니
흔들리면서 줄기를 곧게 세웠나니
흔들리지 않고 가는 사랑이 어디 있으랴

인간이 하나의 꽃이라면 우리 역시 이리저리 흔들리며 살아갑니다. 마파람을 맞고 넘어지지 않으려면 몸을 앞으로 숙여야 합니다. 이러한 인간의 유연성을 보여주는 대표적인 부위가 바로 척추입니다. 일상적으로 인간의 척추에 가해지는 하중은 대략 120~1200뉴턴이라고 합니다.[2] 생각해 보면 기다란 뼈 뭉치 하나가 어마

2 1뉴턴은 1킬로그램의 질량을 갖는 물체를 1미터마다 매초 제곱만큼 가속하는 데에 필요한 힘으로 정의되는 물리단위이다. 1뉴턴은 약 102그램의 질량을 가진 물체의 무게에 해당한다.

어마한 무게와 하중을 견딜 수 있다는 겁니다. 역도선수 장미란이 전성기 시절 용상으로 186킬로미터의 덤벨을 한 번에 들어 올릴 수 있었던 것도 튼튼하고 유연한 척추가 무게를 넉넉히 받아냈기 때문입니다. 이번 장에서는 우리 척추가 과연 어떻게 생겼길래 이렇게 무거운 하중을 버틸 수 있는지 일상에서 도움이 되는 흥미로운 척추 해부학을 한번 살펴보도록 하겠습니다.

척추 해부학

저는 척추 하면 어린 시절 미술시간에 찰흙으로 인형을 만들었던 추억이 떠오릅니다. 손으로 찰흙을 쪼물딱거리며 치대다가 사자도 만들고 공룡도 만들었죠. 조금이라도 몸집이 커다란 동물을 만들 때면 어김없이 찰흙 안에 철사를 집어넣었습니다. 철사를 넣지 않았던 찰흙은 제대로 서 있지도 못했고 잠시 가지고 놀다 보면 얼마 안 가서 몸통이 부서지고 머리가 떨어져서 볼품없는 흙덩이로 돌아갔죠. 우리 인간도 만약 척추가 없었다면 지금처럼 다리로 서지도 못하고 흐물흐물 땅에 붙어 다녔을지 모릅니다. 인간의 척추, 즉 등뼈는 우리 몸의 중심에 위치하여 신체를 떠받치는 지지대 역할을 합니다. 척추가 튼튼해야 바르게 서고 바르게 앉을 수 있습니다. 또한 척추는 근골격계의 다른 부분들을 연결합니다. 그래서 우리가 앉고, 서고, 걷고, 비틀고, 구부릴 수 있도록 도와줍니다.

우리에게 슈퍼맨으로 잘 알려진 미국 할리우드 배우 크리스토퍼 리브는 취미로 승마를 하다가 떨어져 척추를 크게 다치는 불의의 사고를 당합니다. 졸지에 전신마비를 선고받은 그는 목 아래로는 손끝 하나 움직일 수 없는 장애인이 되고 말았죠. 지구 평화를 지키고 우주의 악당들을 무찌르던 슈퍼맨도 하루아침에 휠체어 신세를 지게 만들 정도로 척추 부상은 인간에게 치명적입니다. 그의 부상은 더 심각한 것이어서 기관삽관을 하고 인공호흡기를 돌려야 숨을 쉴 수 있었습니다. 그는 수준급의 말타기 실력을 갖추고 있었지만 갑작스럽게 닥친 낙마 사고는 도저히 피할 수 없었나 봅니다. 비록 지금은 고인이 되었지만 크리스토퍼 리브는 슈퍼맨으로 살아나 척추가 우리 몸에서 얼마나 중요한 부위인지 말해주는 것만 같습니다.

척추春椎는 33개의 다양한 크기의 뼈들이 층층이 쌓여있는 구조를 띱니다. 이 뼈들은 서로 부딪히지 않게 사이사이 연골을 가지고 있는데, 이 연골 때문에 몸통을 비틀고 돌릴 수 있게 해줍니다. 척추체 사이에 추간판이라고 하는 디스크가 있는데요. 둥근 쿠션처럼 척추 사이에 위치해 척추에 전해지는 충격을 흡수하는 역할을 합니다. 각 디스크에는 젤 같은 수핵이 탄탄하고 질긴 섬유륜에 둘러싸여 있는데, 이 부분이 충격을 받고 찢어지면 수핵이 밖으로 새어나오게 됩니다. 밖으로 흘러나온 수핵이 주변 신경을 자극하면 참을 수 없는 통증을 유발하는데, 이를 추간판탈출증椎間板脫出症, 흔히 줄여서 '디스크'라고 부릅니다. 말 그대로 싸고 있던 타이어가 터지면서 추간판이 탈출한 겁니다.

척추를 가로(횡단면)로 자르면 척추관을 볼 수 있습니다. 척추관은 척수와 신경다발이 지나가는 관으로 비유하면 자동차 전용 터널이라고 할 수 있죠. 터널이 막히거나 무너지면 어떤 불상사가 일어날까요? 이전까지 활발하게 통하던 온몸이 마비되는 거죠. 크리스토퍼 리브처럼 말이죠. 척수는 척추관을 통해 이동하는 신경 기둥입니다. 척수는 두개골에서 등 아래까지 쭈욱 뻗어 있습니다. 31쌍의 신경뿌리들이 추간공을 통해 뻗어나가며 뇌와 근육 사이에 신호를 전달합니다. 인대는 척추를 제자리에 고정하기 위해 척추를 서로 연결합니다. 힘줄은 근육을 뼈와 연결하고 움직임을 돕습니다. 이처럼 근육이 등을 지지하고 있기에 우리는 자유롭게 움직일 수 있습니다.

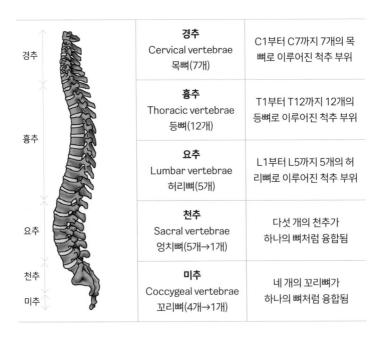

경추	**경추** Cervical vertebrae 목뼈(7개)	C1부터 C7까지 7개의 목뼈로 이루어진 척추 부위
흉추	**흉추** Thoracic vertebrae 등뼈(12개)	T1부터 T12까지 12개의 등뼈로 이루어진 척추 부위
요추	**요추** Lumbar vertebrae 허리뼈(5개)	L1부터 L5까지 5개의 허리뼈로 이루어진 척추 부위
천추	**천추** Sacral vertebrae 엉치뼈(5개→1개)	다섯 개의 천추가 하나의 뼈처럼 융합됨
미추	**미추** Coccygeal vertebrae 꼬리뼈(4개→1개)	네 개의 꼬리뼈가 하나의 뼈처럼 융합됨

위 그림처럼 척추는 수직 구조에 따라 크게 경추, 흉추, 요추 세 부분으로 나뉩니다. 이 세 개의 척추를 가리켜 흔히 '삼추三椎'라고 부르는데요. 삼추는 우리 등뼈를 구성하는 척추뼈의 핵심이라고 말할 수 있습니다. 여기서 경추頸椎는 두개골과 연결된 척추로 흔히 '목뼈'라고 부릅니다. 경추는 7개의 뼈로 이루어져 있으며, 척추 중에서 상하좌우 움직임이 제일 원활한 편입니다. 옆쪽으로는 추골동맥vertebral artery이 지나가며 뇌와 척수로 혈액을 공급합니다.

반면 흉추胸椎는 좌우 늑골(갈비뼈)과 연결된 척추로 흔히 '등뼈'라고 부르는 부분입니다. 흉추는 늑골의 개수와 똑같이 12개의 뼈로 이루어져 있으며, 척추 중에서 움직임이 제일 둔한 편입니다. 경추와 요추는 앞으로 기울어져 있는 데 반해, 흉추는 뒤로 35도 정도 기울어져 있어 S라인에서 중요한 부분을 차지하고 있죠. 척추는 위에서 아래로 내려갈수록 뼈의 크기가 점진적으로 커지기 때문에 흉추의 크기는 경추와 요추의 중간 정도의 크기를 띱니다. 양쪽으로 12개씩 뻗어있는 갈비뼈와 연결하는 관절면을 갖고 있습니다.

마지막으로 요추腰椎는 흉추 아래에서 전체 하중을 지지하는 척추로 흔히 '허리뼈'라고 부르는 부분입니다. 요추는 5개의 뼈로 구성되어 있으며 경추나 흉추에 비해 두껍고 큰 뼈들로 이루어져 있습니다. 요추는 우리가 몸을 좌우로 움직일 때 중요한 역할을 하며 상체의 하중을 지지하는 역할을 합니다. 뿐만 아니라 척추의 굽히고 펴는 움직임과 회전하는 움직임, 배면으로 굴곡을 만드는 움직임을 가능하게 합니다. 추간판탈출증의 대략 40퍼센트 정도는 요추 4번(L4)과 5번(L5) 사이에 집중되어 있습니다. 왜 그럴까요?

여러 가지 설명이 있는데요. 대체로 척추뼈와 디스크에 가해지는 압력의 차이가 크기 때문입니다. 4번과 5번은 우리 몸이 움직일 때마다 하중이 집중되고 신경 압박이 심하기 때문에 디스크에 가해지는 압력이 크고 퇴화 속도가 빠를 수밖에 없습니다.

삼추 외에 천추薦椎와 미추尾椎라는 부위도 있는데요. 요추 아래에 순서대로 붙어 있는 천추와 미추는 골반을 이루는 장골과 좌골, 치골을 척추와 연결하는 역할을 합니다. 천추는 흔히 '엉치뼈'라고 부르는 부위로 5개의 뼈로 이루어져 있으며, 미추는 흔히 '꼬리뼈'라고 부르는 부위로 4개의 뼈로 이루어져 있습니다. 다른 척추와 달리 천추와 미추는 신체 움직임에 관여하지 않기 때문에 사이에 추간판이 들어있지 않습니다. 그러다 보니 성인이 되면서 천추와 미추의 뼈들은 서로 붙어 1개의 뼈로 남게 됩니다.

김장하다가 천추를 다치신 박 씨 할머니

노인 인구의 낙상 사고는 척추 건강에 큰 위협이 됩니다. 특히 골다공증이 심한 어르신들이 발을 헛디디거나 미끄러져 넘어지면 여지 없이 척추에 금이 가는 심각한 부상을 입게 되죠. 반복적으로 무거운 물건을 들어도 척추체가 가라앉는 압박골절이 발생하여 심한 허리통증 및 등통증 등을 호소하며 병원에 내원하기도 합니다. 척추체 압박골절은 대부분 흉추와 요추가 이어지는 분절에 발생하여 옆구리나 배꼽 주변, 또는 갈비뼈를 따라 통증이 일어납니다. 이런 증상과 병력은 전형적이라서 외래에서 환자의 증상을 보고 검진을 하면 척추체 압박골절임을 어렵지 않게 진단할 수 있습니다. 하지만 이 경우에 놓치기 쉬운 골절 부위가 있는데, 바로 천추의 날개(엉치뼈 날개) 부위에 발생하는 골절입니다. 이 부위에 골절이 발생하면 엉덩이 통증, 허벅지 후방으로 이어지는 방사통이 느껴지기 때문에 디스크나 협착증으로 오인하는 경우가 종종 있습니다.

엉치뼈 골절을 이야기하면 언제나 떠오르는 사례가 있습니다. 바로 박 씨 할머니입니다. 80세를 넘긴 나이 지긋하신 박 씨 할머니는 그 연세에도 불구하고 평소 집안일이며 장사며 젊은 사람 못지않은 정력적인 활동을 멈추지 않았죠. 그런데 그 부지런함 때문에 그만 사달이 나고 말았습니다. 하루는 할머니가 김장을 하면서 절임 배추를 옮기던 중 몸의 중심을 잃고 그만 엉덩방아를 찧은 거죠. "아이고!" 단발마의 비명에 놀라 곁에 있던 딸이 허리를 잡고 바닥을 구르는 할머니를 일으켜 앉혔습니다. "엄마, 괜찮아?" 그런데 그때부터 할머니 엉치 주변에 심한 통증이 엄습했습니다. 다리 뒤로 따라 내려가는 방사통도 함께 느껴지는 게 예사롭지 않았죠. 그렇게 주저앉은 할머니는 걸을 수 없을 지경이 되었습니다.

큰일 났다는 사실을 직감한 딸이 그날 곧장 할머니를 집에서 가까운 병원에 옮겼습니다. 정밀검사 결과 다행히 허리 골절은 없었습니다. 그럼에도 허리 통증과 방사통은 무시할 수 없는 수준이었고, 결국 이를 협착증으로 진단한 의사는 할머니에게 협착증 수술을 진행했습니다. 그런데 문제는 그 다음이었습니다. "다 나았다고 생각했는데 수술을 받고도 통증이 가시지 않더라고요." 수술 후 누워있을 때는 증상이 씻은 듯 사라져 다 나았다고 생각했는데, 일어나서 걸을 때마다 전과 똑같이 느껴지는 통증 때문에 걸음을 옮길 수 없었습니다. 추가로 주사치료와 약물치료, 물리치료를 병행했지만 통증은 가시지 않았습니다. 환자는 언제나 큰맘을 먹고 수술대에 오릅니다. 그런데 수술 이후에도 호전되지 않으면 낙담하고 맙니다. 박 씨 할머니도 그랬습니다. "다시는 이렇게 못 걷나 싶었죠."

딸은 낙심하는 어머니를 보고 뭔가 수술이 잘못되었다고 판단하여 여기저기 수소문 끝에 이번이 마지막이라는 심정으로 제가 있는 병원을 찾게 되었죠. 그날 딸의 손에 이끌려 진료실에 들어온 할머니의 절망스런 얼굴이 잊히지 않습니다. 그날 저는 하소연을 하는 듯한 할머니의 긴 병력을 쭉 다 들었습니다. 환자는 수술과 오랜 치료로 몸과 마음이 이미 지쳐있었고, 평생 통증을 지니고 살아야 할지 모른다는 불안감이 얼굴에 역력했습니다. 그렇게 묵묵히 말씀을 다 듣고는 저는 할머니의 손을 잡았습니다. "그간 고생 많으셨어요. 제가 최선을 다해서 치료해 볼게요." 눈물을 흘리는 할머니를 눕히고 신경학적 검진을 꼼꼼히 진행했는데 신경 자극보다는 골반 자극에 통증이 유발하는 걸 확인할 수 있었습니다. 순간 '아하, 엉치뼈 날개 골절이구나.'하는 생각이 뇌리를 스쳤고, 바로 엉치뼈와 골반뼈를 확인하는 MRI를 찍었습니다.

역시나 진단은 양쪽 엉치뼈 날개 골절이었습니다. 같이 검사한 골밀도 검사에서 심한 골다공증도 확인되었습니다. 할머니에게 엉치뼈 골절이 마치 허리 신경통처럼 올 수 있고, 간단히 바늘을 통해 골절 부위에 약물을 주입하는 척추골성형술을 받으면 금세 좋아질 수 있다고 희망을 드렸습니다. 할머니는 제 손을 꼭 잡으며 연신 감사하다고 말하며, 또 한편으로는, 엉치뼈 골절 진단이 늦어 큰 후유증이 남지 않을까 하는 걱정도 했습니다. 이럴 때는 환자의 불안을 없애는 것도 의사의 몫입니다. 저는 양미간을 한껏 찌푸린 할머니에게 힘주어 말했습니다. "다 괜찮아질 거예요."

다음 날 시술이 바로 진행되었습니다. 바늘이 들어가는 부위에 국소마취를 하고 바늘을 골절된 부위까지 넣어서 약물을 주입하는 것으로 시술은 금세 마쳤습니다. 그렇게 10분 정도로 간단히 시술이 끝나자 누워있던 할머니는 신기하다는 듯이 연신 "정말 다 끝난 게 맞나요?"라고 물었습니다. 침대에 누워서 네 시간 정도 안정을 취하고 난 다음, 할머니는 제 손을 붙잡고 천천히 보행을 시작했습니다. 엉치 부위가 약간 시큰한 것만 빼고는 이전까지 할머니의 눈물을 쏙 빼놓을 정도로 극심했던 통증은 거짓말 같이 사라졌습니다. "아이고, 감사합니다." 그제야 안도의 미소를 짓던 할머니의 따뜻한 목소리가 요즘에도 가끔 생각날 때가 있습니다. 시술 다음 날 남의 도움 없이 할머니는 스스로 걸어서 퇴원하셨고, 한 달 뒤 외래에서 뵈었을 때는 허리를 쫙 펴고 가벼운 발걸음으로 제 방으로 들어오셨습니다.

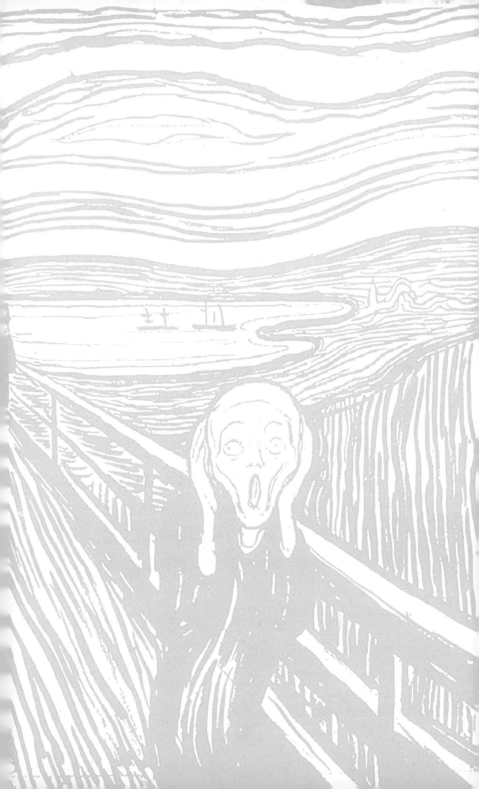

2부

척추 진단은
빠를수록 좋다

「절규」
에드바르 뭉크(Edvard Munch)의 1893년 작품
(노르웨이 오슬로 국립미술관 소장)

> **"**
>
> 질병의 원인을 척추에서 찾아라.
>
> **"**

히포크라테스

6장 │ 이유 없는 통증이란 없다

하루는 80세 가까이 된 할머니 한 분이 병원문을 빠끔히 열고 조심스럽게 들어오셨습니다. 어떻게 오셨는지 묻자 정 씨 할머니는 당신 무릎을 툭툭 치며 여기가 아파서 왔노라고 하셨습니다. 아무래도 할머니 연세에 무릎이 평소 불편하고 뻐근한 건 당연한 일일 것입니다. 할머니 자신도 연골이 닳아 있겠거니 하고 무심히 지나쳤다고 합니다. 근데 어느 날부터 갑자기 무릎 통증이 심해졌다고 하더군요. "선생님, 이상하게 무릎 앞쪽이 아파요." 당신 무릎을 가리키며 얼굴을 찡그리는 통에 할머니의 주름이 더 선명하게 보였습니다. 원인 모를 통증은 한 사람의 삶을 통째로 집어삼킵니다. 이미 할머니는 다리 마디가 아픈 걸 넘어 삶의 마디가 쑤시고 저린 상태였습니다.

결국 정 씨 할머니는 가까운 동네 병원에 다니며 진찰을 받다가 작년에는 인공관절수술까지 받았다고 합니다. 그런데 인공관절 수술을 하고도 증상이 호전되는 게 아니라 오히려 통증만 심해졌다는 겁니다. 앉아있거나 누워있을 때는 그나마 괜찮은데 서서 걷거나 앉았다 일어날 때는 무릎이 아파 절뚝거릴 정도였죠. 할머니는 무릎이 아프다 보니 생활이 모두 엉망이 되었노라고 저에게 불평을 늘어놓았습니다. 해당 병원에서는 수술이 잘 됐으니 곧 괜찮아질 거라고 계속 안심시켰지만, 더 이상 통증을 참을 수 없어 다른 병원을 알아보게 되었고, 한 곳에서 통증이 무릎이 아니라 허리에서 올 수도 있다는 말을 듣고 길을 물어물어 내원한 거였죠.

정확한 진단이 필요한 이유

"아이고 할머니, 그러셨군요. 제가 한 번 볼게요."

할머니의 증상을 쭉 듣고 직접 진찰해 보니 무릎만 아픈 게 아니고 엉치와 허리도 함께 아프다는 사실을 알게 되었습니다. 한 눈에 보기에도 허리 통증이 예사롭지 않았습니다. 평소 무릎만 치료하느라 허리 쪽은 크게 신경 쓰지 않았던 거죠. 진찰을 이어가다가 어쩌면 허리가 문제의 근본 원인이 아닐까 하는 의심이 들었고, 아니나 다를까 저의 소견은 틀리지 않았습니다. MRI 검사를 통해 사진을 판독해 보니 요추 4번과 5번 사이 추간공에 협착 소견을 확인할 수 있었기 때문이죠.

척추에는 속까지 몽땅 뼈로 들어찬 게 아니라 안쪽으로 척추관

脊椎管이라는 큰 구멍이 지나고 있습니다. 척추관은 몸을 종으로 관통하는 파이프라인이라고 보시면 됩니다. 이 파이프라인 안에 온갖 중요한 신경들이 지나가는 거죠. 그 신경이 옆으로 가지를 치며 나와 있는데, 해당 신경다발은 추간공椎間孔이라는 구멍을 통해 온몸으로 뻗어 있습니다. 추간공은 말 그대로 척추 사이마다 있는 신경다발이 빠져나가는 구멍이라는 뜻입니다. 추간공 안팎으로는 다양한 신경가지(신경절)와 혈관, 인대가 거미줄처럼 미세하게 얽혀 있죠. 그런데 이 구멍이 좁아지면 결국엔 신경이 눌리면서 할머니처럼 신경 통증을 유발할 수 있는 겁니다.

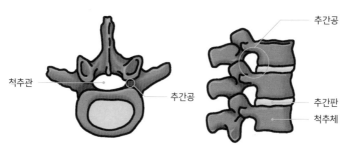

위와 옆에서 본 추간공의 모양

MRI로 보다 정확한 상태를 체크하자 정 씨 할머니는 요추 4번과 5번 추간공에 심한 협착이 진행됐고 디스크까지 발견되었습니다. 이처럼 기존의 척추관협착증에다 디스크까지 더해지면서 주변 신경을 강하게 누르고 있었고, 공교롭게 무릎으로 가는 신경을 누르면서 엉치와 무릎까지 아팠던 겁니다. 담당 의사가 이런 상황을 알았더라면 애먼 무릎을 수술할 게 아니라 허리부터 먼저 손을 봐야 했습니다. 시간에 쫓겨 해당 부위를 간과했을 수도 있고, 할머니가 무릎 통증을 심하게 호소하시니 아무래도 그 부분만 들여다봤을 수도 있습니다. 안타까운 건 이런 환자가 우리 주변에 너무 많다는 사실입니다.

흔히 대증요법이라고 하죠? 증상을 보고 처방을 내리는 치료법 말입니다. 사람들은 보통 무릎이 아프니까 무릎이 잘못된 줄로 생각하고 무릎만 치료하려 합니다. 물론 그런 경우도 있지만, 척추는 전신에 거미줄처럼 뻗은 다양한 신경이 지나고 있어서 내가 특정 부위에 통증을 느끼고 있다면 의외로 해당 부위의 문제가 아닌 척추의 문제인 경우가 많습니다. 할머니도 마찬가지였어요. 제가 4번-5번 추간공협착증으로 무릎에 통증이 왔다고 설명해도 할머니는 도무지 이해를 못 하겠다고 하시는 겁니다. "왜 무릎이 아픈데 허리가 안 좋다고 하나요? 난 허리는 한 개도 안 아픈데?"

한편으로 할머니 입장에선 좀 억울할 수 있겠다 싶었습니다. 그동안 쑤시는 무릎 때문에 마음고생 몸고생하신 게 대체 햇수로 몇 년인가요? 작년엔 큰돈 들여 무릎 수술까지 받았으니 대체 누구를 붙들고 하소연을 해야 할까요? 할머니의 척추관협착증을 확인하지 못한 동네 병원 의사에게 해야 할까요? 아니면 허리가 아닌 무릎에 문제가 있다고 고집을 부렸던 할머니 자신의 억측 때문이라고 해야 할까요? 세상에 이유 없는 통증은 없습니다. 아프다는 건 분명 어딘가 문제가 발생했다는 뜻이죠. 그런데 그 문제가 통증이 발견된 지점에 있지 않을 수 있다는 사실, 바로 그 사실을 이해해야 우리는 척추질환의 본질을 이해할 수 있습니다.

통증의 메커니즘

무슬림 신비주의자 루미는 일찍이 "통증에 대한 치료는 통증 자체에 있다."고 말했습니다. 통증은 사실 축복입니다. 아파야 몸에 문제가 있다는 걸 알 수 있기 때문이죠. 통증의 역설입니다. 통증을 느끼지 못한다면 지금 나에게 어떤 문제가 있는지 전혀 알 수 없을 겁니다. 그런 의미에서 허리 통증은 우리 몸 전체에 밸런스가 무너졌음을 알려주는 경고등과 같습니다. 이 경고등이 켜지면 연이어 인생의 경고등까지 켜집니다. 통증 순위 6위에 오를 정도로 요통은 인간이 경험하는 아픔 중에서 상위에 랭크된 통증입니다. 작열통(화상)이 통증으로는 1위인 걸 보면 요통이 얼마나 견디기 힘든 아픔인지 가늠할 수 있습니다.

어떤 환자는 표현이 서툴지만 통증 부위를 정확하게 짚어내는 경우가 있고, 또 어떤 환자는 묘사는 자세하지만 통증 부위는 전혀 모르겠다고 하는 경우가 있습니다. 보통 어디가 어떻게 아프냐에 따라 척추 어느 부위의 신경이 눌리는지 예상할 수 있기 때문에 통증 부위와 종류, 즉 쑤심, 시림, 저림 등을 알아야 합니다. 어느 부위의 신경이 눌리느냐, 얼마나 많은 신경 다발이 눌리느냐에 따라 증세가 나타나는 부위와 강도도 달라지는 법이죠.

일례로 디스크라면 허리 통증, 그러니까 허리와 엉덩이의 연결

부위가 주로 아픕니다. 디스크는 가만히 있을 때뿐만 아니라 움직일 때도 통증이 느껴집니다. 반면 협착증일 때에는 통증이 허리에서 시작해서 다리로 확산하는 경향이 많습니다. 가만히 있을 때는 아프지 않다가 걷기 시작하면 5~10분 만에 통증이 나타나는 것도 다르죠. 바로 앉아서 쉬면 1~2분 만에 통증이 사라집니다. 디스크가 상체를 앞으로 숙이면 통증이 심해지는 경향이 있는 반면, 협착증은 상체를 앞으로 숙일 때 도리어 통증이 줄어드는 경향이 있습니다.

나아가 통증의 양상에 따라 척추의 어느 부위 디스크가 문제가 생겼는지 예상할 수 있습니다. 사타구니와 허벅지 안쪽에서부터 무릎까지 통증이 있다면 요추 1번 2번 디스크, 디스크 무릎부터 발목까지 통증이 있다면 요추 2번 3번 디스크, 엉덩이부터 허벅지와 종아리 옆쪽까지 통증이 있다면 요추 3번 4번 디스크, 엉덩이부터 허벅지 앞과 옆, 종아리 옆쪽, 발끝까지 통증이 있다면 요추 4번 5번 디스크, 엉덩이부터 허벅지 옆과 뒤, 종아리 옆쪽, 발끝까지 통증이 있다면 요추 5번과 천추 1번 디스크가 탈출한 것으로 볼 수 있죠. 물론 이는 대략의 소견이며 정확한 건 구체적 진단을 통해 확인해봐야합니다.

통증 범위와 양상에 따라 디스크의 진단이 어느 정도 가능하기 때문에 이를 통증의 메커니즘이라고 부릅니다. 이를 도표로 정리하면 다음과 같습니다.

통증의 메커니즘

디스크 수핵 탈출 부위	통증 부위	저린 부위	약해지는 기능	근육 위축 부위	건반사
요추 1-2번	일정하지 않다.	일정하지 않다.	고관절 들기	허벅지	변화가 드물다.
요추 2-3번	일정하지 않다.	일정하지 않다.	무릎관절 위로 펴기	변화가 드물다.	변화가 드물다.
요추 3-4번	허벅지 앞쪽, 무릎	허벅지 앞쪽, 무릎	무릎을 굽히고 펴기	아래쪽 허벅지	무릎 건반사 감소
요추 4-5번	엉치부, 허벅지와 다리 바깥쪽 발등	엄지발가락 사이, 다리 바깥쪽	발꿈치로 걷기, 발목, 엄지발가락 위로 들기	미세하다	변화가 드물다.
요추 5- 천추 1번	엉치부, 허벅지 후측면, 다리 뒤 쪽, 발뒤꿈치	발꿈치 바깥쪽, 종아리, 발가락	발가락끝으로 걷기, 엄지발가락 굽히기	종아리근육	발목 건반사 감소
심한 중심성 탈출	허리, 허벅지, 다리 혹은 회음부 양측 모두 불편할 수도 있다.	허벅지, 다리, 발 혹은 회음부, 양쪽 하지 모두 저릴 수 있다.	하지의 다양한 부위의 마비, 방광 기능 장애	여러 곳이 심할 수 있다.	발목 건반사 소실

정 씨 할머니는 결국 해피엔딩?

저는 인내심을 갖고 할머니에게 통증의 메커니즘을 차근차근 설명했습니다. "할머니, 허리에서 먼저 신경이 눌리면 그 신경이 내려가는 허벅지 앞쪽이나 무릎 앞쪽에서 통증을 대신 느끼는 겁니다. 무릎에 문제가 있어서 그런 게 아니구요. 저보고 치료하라시면 전 추간공협착증을 치료하겠습니다. 그러면 자연스레 할머니 무릎 통증도 나아지실 거예요." 할머니는 양미간을 한껏 찌푸리며 여전히 못 믿겠다는 눈치였습니다. 이럴 때 의사는 수술의 책임뿐 아니라 설득의 책임까지 져야 합니다. 결국 수술을 결정하는 건 환자의 몫이기 때문이죠.

할머니는 어렵사리 수술에 동의해 주셨습니다. 할머니의 척추 수술은 쉽지 않았습니다. 우선 신경이 눌리는 추간공 부위를 확장하는 수술이 필요했지요. 그런데 할머니가 연로하시고 골다공증 수치도 나빴기 때문에 나사못고정술screw fixation을 시행하기 힘들었습니다. 보통 골다공증 여부는 골밀도검사BMD를 통한 티-수치 T-scores로 판단하는데요. 당시 할머니의 티-수치는 마이너스 3.5였습니다. 이럴 때 선택지는 하나밖에 없습니다. 바로 내시경수술이죠. 추간공을 확장하는 수술은 양방향내시경을 이용해서 이뤄졌습니다. 조그만 구멍 안으로 내시경과 수술 도구를 삽입해서 관절과 뼈 그리고 근육과 인대를 최대한 살리면서 추간공을 확장했죠.

결과는 드라마틱했습니다. 신경 감압이 이뤄지자, 할머니의 증세는 온데간데없이 말끔히 사라졌습니다. 고질적으로 할머니를 괴

롭혔던 무릎 통증이 없어지면서 새로운 삶이 시작된 거죠. 일어나 몇 걸음 걷기도 힘들어하셨던 마실도 자유롭게 다닐 수 있게 되었습니다. "오메, 이렇게 안 아파도 되는 거여?" 할머니는 너무 신기해하셨고 제 손을 꼬옥 잡으시곤 여러 차례 감사하다고 하셨습니다. "내가 무릎 수술은 안 했어도 됐는데 괜히 했어." 그동안 수술이다 치료다 거의 1년 가까이 고생했는데 그 보상이 이제야 온다며 가벼운 발걸음으로 병원을 나섰습니다. 저는 소녀처럼 웃으시는 할머니를 보고 신기한 통증의 메커니즘을 새삼 인정하게 되었습니다.

7장

정확한 척추 검사가 중요한 이유

모든 질병은 검사와 진단이 중요합니다. 정확하게 알지 못하면 치료가 엉뚱한 방향으로 흐를 수 있기 때문입니다. 잘못된 진단이 치료를 더디게 하거나 치료를 도리어 방해한다면 큰일이겠죠. 물론 특정한 증상이 반드시 특정한 질병을 적시해 주는 건 아닙니다. 사실 하지방사통leg radiating pain 하나만 놓고 봐도 그렇습니다. 평소 엉덩이가 아프다가 어느 순간부터 다리가 저리는 증세는 여러 원인과 이유로 발생할 수 있죠. 추간판탈출증 때문에 올 수도 있고 척추관협착증으로 생길 수도 있습니다. 이런 증상이 있다고 해서 무조건 허리에서 왔다고 말할 수 없습니다. 환자분이 앉았다 일어날 때 아픈 건지 아니면 앉아있을 때 주로 아픈 건지 전혀 다르고, 앉아있을 때 엉치가 아프고 다리가 저린다면 엉덩이 근육 경직에 의한 통증 가능성도 있으니까요. 반면 앉았다 일어날 때 다리가 저리거나 마비가 온다면 협착증일 가능성이 더 큽니다.

물론 이런 진단이 100퍼센트 맞는 것도 아닙니다. 결국 의사 역시 환자를 대상으로 정확한 문진과 진단을 통해 증상과 병변이 정확하게 일치할 때 더욱 확신 있게 말할 수 있습니다. 허리를 구성하는 요소를 크게 세 가지로 나누면, 첫째 척추 및 골반뼈, 둘째 신경 및 추간판, 셋째는 근육과 인대입니다. 이들 세 구성 요소 중 어느 것 하나에 이상이 생겨도 허리통증을 유발할 수 있습니다. 그럼에도 임상 경험과 다양한 증례를 통해 엄연히 통증의 메커니즘이 존재하고 전구증상 및 전조증상을 통해 어느 정도 척추질환의 발병을 예측할 수 있습니다. 이번 장에서는 척추질환에 필수적인 진단 방법들을 하나씩 살펴보도록 하겠습니다.

문진과 촉진

문진問診은 가장 기초가 되는 진단법입니다. 문진은 본격적인 검사에 임하기 전 의사가 환자에게 자각증상이나 병력, 약물 복용 여부, 애로사항 등을 물어서 이상 유무를 진단하는 과정입니다. 문진 단계에서 의사는 먼저 환자의 증상과 표정, 안구(시력)와 구강 상태, 정신 상태 등을 두루 살펴 질병 여부와 단계를 파악해야 합니다. 이렇게 얻어진 결과는 촉진과 이후 전문적인 진단을 수행하는 데 도움을 줍니다.

촉진에서 의사가 일반적으로 시행하는 검사 중에는 하지직거

상검사Straight Leg Raising test가 있습니다. 줄여서 SLRT라 부르는 이 검사는 진찰실에서 환자의 척추질환을 확인할 때 간편하게 사용하는 진단술이죠. 방식은 매우 간단합니다. 그림과 같이 의사는 환자가 똑바로 누워 무릎을 완전히 펴고 힘을 뺀 상태에서 환자의 다리를 천천히 들어 올립니다. 이때 기존의 허리 또는 다리 통증이 유발되거나 악화된다면 허리에서 신경을 누르는 질환이 있음을 뜻합니다. 반면 다리를 들자마자 허리 통증이 악화되는 경우는 신경통증보다는 근육경직에 의한 통증일 가능성이 높습니다. 물론 보다 정확한 진단을 위해서는 MRI 검사나 CT 검사 등 정밀 검사를 필요로 합니다.

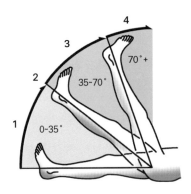

1. 이 범위에서는 좌골이 느슨해져 있어 경막의 움직임이 없다.
2. 이 각도부터 좌골신경에 긴장이 전달되기 시작한다.
3. 이 범위에서는 탈출된 추간판 위에 있는 좌골신경이 당겨지고 긴장도가 높아진다. 하지거상의 각도가 커지면 증상이 심해져 저항이 증가한다.
4. 추가로 다리를 더 들어 올리면 신경뿌리의 변형이 사실상 발생하지 않는다. 통증은 아마도 관절에서 발생한 것이다.

이외에도 환자를 촉진하는 간편 진단 검사 중에 대퇴신경신장 검사가 있습니다. FNST라고 하는 대퇴신경신장검사Femoral Nerve Stretching Test는 환자가 엎드린 상태에서 슬관절을 90도로 굽혀서 들면 허리나 대퇴 전방부에 통증이 유발되는데, 통증이 있다면 요추 2번과 3번 사이, 또는 요추 3번과 4번 사이의 추간판에 문제가 있을 수 있죠. 결론적으로 허리를 구부릴 때 통증을 호소하면 추간 판탈출증을, 허리를 뒤로 젖힐 때 아프다 하면 척추관협착증을 의심할 수도 있습니다. 물론 이는 1차 진단에 불과하며 확실한 진단은 이후 전문가가 제안하는 정밀검사를 통한 진단으로 이뤄져야 합니다.

엑스레이 검사

독일의 물리학자 빌헬름 뢴트겐이 1895년 엑스레이X-ray를 발견한 이후로 촬영 기술과 진단 기법에 비약적인 발전이 있었습니다. 엑스레이는 영상의학과에서 척추뿐 아니라 모든 신체 부위의 진단과 질환 여부를 판단하는 데 가장 기초적으로 사용되는 진단 술입니다. 척추의 경우, 기형이나 측만, 골절 등 척추의 구조적 이상 여부를 판별하거나 각종 감염 여부, 강직성척추염, 척추전방전위증 진단에 주로 활용되고 있습니다. 다만 엑스레이는 일종의 방사선이기 때문에 장시간 노출될 때 피폭이 이뤄질 수 있어 특히 임산부나 어린아이 환자에게 활용하는 데 주의를 요합니다.

MRI 검사

자기공명영상Magnetic Resonance Imaging, 흔히 줄여서 MRI라고 부르는 진단 기법은 직경 50~60센티미터의 커다란 자기장 장치에 고주파를 발생시켜, 통 안에 누운 신체 각 부위의 수소원자핵을 공명시키고, 각 조직에서 나오는 신호의 차이를 디지털 정보로 변환하여 영상화하는 기술을 말합니다. 쉽게 말해서, 명칭에 의미가 다 들어있는데요. 자석[磁氣]의 원리를 이용하여 신체의 원자핵을 공명[共鳴]시켜 만든 영상[映像]을 의미하죠. MRI는 추간판탈출증이나 척추관협착증, 척추전방전위증, 척수종양, 척수결핵 진단에 기초적으로 활용되는 기술입니다. 최근 해당 기술이 발전하면서 CT에 비해 연부조직의 대조도가 우수하고 횡단 영상뿐만 아니라 관상 영상과 시상 영상도 자유자재로 얻을 수 있게 되었습니다. 이러한 장점 때문에 거의 모든 중추신경계 질환의 영상 진단에서 CT보다 앞서 MRI가 활용됩니다. MRI는 방사선 노출의 위험이 없고 촬영 시간이 짧으며 해상도가 높아 척추질환 진단과 관련하여 오늘날 가장 보편적으로 사용되고 있습니다. 최근 MRI가 의료보험이 적용되면서 경제적 부담도 줄었습니다.

그렇다고 MRI에 단점이 없는 건 아닙니다. 아무래도 자기장을 이용하는 기술이다 보니 심장박동기나 신경자극기, 인공와우관(보청기)을 시술한 환자에게는 MRI 검사가 제한될 수 있습니다. 또한 의료보험이 적용된다 하더라도 엑스레이보다는 비용이 많이 들기 때문에 환자의 부담이 크다는 점도 간과할 수 없습니다.

CT 검사

컴퓨터단층촬영술Computed Tomography, 흔히 줄여서 CT라고 부르는 진단 기법은 엑스레이처럼 신체 일부에 방사선을 쏘아 인체 단면을 촬영하는 기술입니다. CT는 엑스레이보다 해상도가 뛰어나 뼈와 혈관, 신체 연부조직을 자세히 들여다볼 수 있습니다. 또한 뼈조직과 연조직을 구별하는데 MRI보다 좋은 기능을 보여 석회화된 디스크, 황색인대골화증 등 3차원적인 척추구조를 확인하는 데 전반적으로 쓰이고 있죠. 그러나 금속물을 삽입하여 고정술을 시행한 경우 금속물에 의한 인공 음영 때문에 척추관 등의 주위 구조물을 정확히 파악할 수 없다는 단점이 있습니다.

전기진단 검사

우리 몸은 신경을 통해 근육을 조절합니다. 전기적인 신호를 신경을 통해 전달하여 이와 연결된 근육의 특정한 반응을 조절합니다. 또한 외부 자극에 대해 감각기관을 통해 전환된 전기적인 신호를 신경을 통해 전달하여 감각을 느끼게 됩니다. 이러한 신경, 근육의 문제는 몸의 운동, 감각의 다양한 문제를 야기할 수 있습니다. 전기진단 검사는 근육에서 발생하는 전기적인 활동성을 측정하는 근전도검사와 말초 신경이 얼마나 빠르고 정확하게 전기적인 신호를 전달하는지를 측정하는 신경전도검사로 이루어집니다.

척추질환이 발생하면 그것이 무엇이든지 필요한 검사를 두루 실시하고, 심한 신경 압박이 아닌 경우에는 일반적으로 시행하는 치료를 다방면으로 실시한 이후에, 예후를 보고 수술 여부를 결정하는 것이 좋습니다. 수술하기 전에는 반드시 MRI나 CT 같은 검사를 충분히 시행하고 정확하게 진단을 받고난 다음 수술을 받아야 합니다. 한 가지 치료만 선택과 집중으로 받았으면 예후가 더 좋았을 조건이 초반에 정확한 검사가 안 돼서 치료 방향에 혼선이 빚어지는 사태로 귀결되는 경우가 종종 있습니다. 척추질환을 치료할 때는 환자의 고생도 덜고 비용도 줄일 수 있기에 정확한 척추 검사가 중요하다고 말할 수 있습니다.

다음은 증상을 스스로 체크해볼 수 있는 자가진단표입니다. 정확한 진단은 전문의와 하는 게 마땅하지만, 책을 읽으시는 독자분이라면 당장 진단을 통해 자신의 상태를 어느 정도 가늠해 볼 수 있습니다. 해당 질문을 의사의 문진이라 여기고 '예'와 '아니오'로 체크해 보시기 바랍니다.

1. 허벅지부터 종아리, 정강이까지 저리거나 아프다.	예 □ 아니오 □
2. 걸으면 저림이나 통증이 심하지만 휴식하면 완화된다.	예 □ 아니오 □
3. 잠시 서 있으면 허벅지부터 종아리, 정강이까지 저리거나 아프다.	예 □ 아니오 □
4. 앞으로 구부리면 저림이나 통증이 줄어든다.	예 □ 아니오 □
5. 양쪽 다리가 저리다.	예 □ 아니오 □
6. 양쪽 발바닥이 저리다.	예 □ 아니오 □
7. 엉덩이 주변이 저리다.	예 □ 아니오 □
8. 전체적으로 저림은 있지만 통증은 없다.	예 □ 아니오 □
9. 엉덩이 주변에 타는 듯한 느낌이 든다.	예 □ 아니오 □
10. 걸으면 소변을 보고 싶어진다.	예 □ 아니오 □

자가진단표에서 1번부터 4번까지의 질문에 '예'라고 답하고 5번부터 10번까지의 질문에 '아니오'라고 답했다면 척추관협착증을 의심해 볼 수 있습니다. 1번부터 4번까지의 질문 중 적어도 하나에 '예'라고 답하고 5번부터 10번까지의 질문 중 적어도 두 개의 질문에 '예'라고 답했다면 말총증후군cauda equina syndrome을 의심할 수 있습니다.

다음은 통증 양상과 부위에 따른 질환과 통증 완화 팁입니다.

일상생활에서 통증 신호를 잘 파악하여 조기에 척추질환을 파악하는 지혜가 필요합니다.

	패턴 1 디스크 내부 통증	패턴 2 후관절 통증	패턴 3 디스크 신경통	패턴 4 척추관협착증
스텝 1 통증 부위	주된 허리통증 다리 또는 엉덩이 통증도 가능	주된 허리통증 다리 또는 엉덩이 통증도 가능	주된 다리통증 허리통증이 없을 수 있음	주된 다리통증 무겁고 아픔
스텝 2 통증 빈도	간헐적 통증, 다양한 통증 강도로 지속적이기도 함	항상 간헐적	보통 지속적 통증	활동에 유발되는 간헐적 통증
스텝 3 증상 악화 요인	앉거나 허리 굽힐 때	허리를 펼 때, 장시간 서 있거나 걸을 때	주로 앉거나 허리를 굽힐 때, 급성기에는 허리 펼 때도 통증 발생	활동하면서 증상 악화. 걸으면 다리가 아프고 힘이 없음
스텝 4 증상 완화 팁	엎드려 상체 세우고 팔굽혀펴기, 앉는 것보다는 서 있고, 서 있기보다는 걷는 것이 좋음	허리를 굽히거나 앉기	엎드려 눕기, 무릎 밑에 배게 넣고 바로 눕기	허리를 굽히거나 앉아서 쉬기
	시간마다 몇분 씩 엎드려 눕기. 가능하면 배 밑에 베개를 넣어준다.	앉아서 허리를 굽히기. "무릎-가슴 당기기" 스트레칭을 시행한다.	급성기에는 누워서 통증이 완화되는 자세를 규칙적으로 시행하되 장시간 눕는 것은 피한다.	하던 활동을 중지하고, 통증이 완화될 때까지 앉아서 몸을 앞으로 기울인다.

	패턴 1 디스크 내부 통증	패턴 2 후관절 통증	패턴 3 디스크 신경통	패턴 4 척추관협착증
스텝 5 일상생활 팁	바른 등받이가 있는 의자 사용, 허리 아래에 작은 쿠션을 넣고 일과를 마치고 엎드려 상체 세우고 팔굽혀펴기 시행	서 있을 때는 박스나 계단, 난간 등에 한 발을 올리기. 다리를 자주 바꿔주기	배에 쿠션을 넣고 엎드린 자세를 취하기. "Z" 자세 눕기	배에 힘을 주어 걸을 때 골반의 기울기를 유지
스텝 6 권장 운동	**엉성한 푸쉬업** 하체는 바닥에 붙이고 상체를 들어 푸쉬업	**무릎-가슴 당기기** 누워서 무릎을 가슴으로 당겨 허리를 이완하기	**"Z" 자세 눕기** 바로 누워 양다리를 의자에 올리고 양 무릎을 배로 당기기	**크런치 운동** 복근 강화에 집중하여 장기적인 운동 필요

8장 | 척추가 터지는 병, 추간판탈출증

아마도 몇 해 전 겨울로 기억하는데, 어느 추운 날, 20대 여성 진아 씨(가명)가 구급차를 타고 병원으로 실려 왔습니다. 회사에서 가벼운 물건이라고 무심코 들다가 갑자기 엉덩이 쪽에 우두둑하는 느낌이 들었고, 그때부터 다리저림(하지방사통)과 극심한 허리통증으로 혼자서는 도저히 걸을 수 없게 되자 동료 직원이 119에 전화하여 응급실에 오게 된 거였죠. 하지직거상검사를 통해 신경이 심하게 눌려 있는 의심 소견이 발견되어 바로 MRI를 찍어 자세히 확인했습니다. 사진을 통해 보니 디스크(추간판)가 생각보다 매우 컸고 빠져나온 요추 4번과 5번 사이 추간판이 신경을 강하게 누르고 있었습니다. 사진으로도 환자가 지금 얼마나 아플지 저에게 생생하게 전달될 정도였죠.

"너무 아프실 거 같아요."

공포에 질려 있는 환자를 위로하자 그녀는 눈물을 쏟으며 고개만 끄덕일 뿐이었습니다. 병원에서 안정을 취하며 이틀 동안 검사가 진행되는 동안에도 진아 씨는 침대에서 내려오지도 못할 정도로 심한 통증을 호소하고 있었습니다. 불행 중 다행이지만 극심한 통증과 달리 마비 증상은 없었습니다. 다리도 저리고 허리를 돌리지 못할 정도로 아픔을 호소했지만 마비가 오지 않은 게 천만다행이었죠. 아무래도 환자가 젊은 나이다 보니 디스크에 수분이 많아 신경을 누르는 힘이 크지 않았던 것 같았습니다. 젊은 환자는 디스크가 크더라도 수분이 많아 말랑말랑한 경향이 있고, 나이가 많은 환자는 수분이 없고 석회가 동반되어 더 단단한 편이죠. 수분이 많은 디스크는 자연 흡수가 잘 되는 편이어서 마비가 없는 경우 보존 치료에 반응이 좋은 편입니다. 그래서 신경 결손이 없는 건 희소식이었죠.

"디스크네요. 그래도 다행인 건 심하지 않아서 어쩌면 수술 없이도 시간이 지나면서 자연스럽게 흡수될 수도 있겠네요." 이렇게 환자에게 희망을 드리면서 우선 경과를 지켜보자고 했습니다. 20대 여성이었기에 신경이 잘 버텨줄 수 있을 거라 판단했죠. 물론 중간에 상태가 나빠지면 수술을 고려할 수밖에 없겠지만, 삐져나온 디스크가 자체적으로 흡수가 잘 되게 유지만 해주면 충분히 좋아질 수 있을 거라고 이야기했습니다. 디스크가 흡수될 때까지 통증과 염증을 잡기 위해 저는 환자에게 흔히 PEN이라고 불리는 신경성형술Percutaneous Epidural Neuroplasty을 제시했습니다. 신경성형술은 꼬리뼈 부근을 마취하고 카테터를 삽입하여 척추신경 주위에 발생한 염증을 줄이고 신경을 풀어주는 시술입니다.

　신경성형술과 함께 약물치료도 병행한 뒤 3일 정도 물리치료를 꾸준히 진행하자 진아 씨는 서서히 일어나 걷기 시작했습니다. 환자는 마치 처음 걸음마를 떼는 신생아처럼 다시 제 발로 걷는 자신을 신기하게 바라봤습니다. "선생님, 제가 걸어요. 걷는다구요." 환하게 이를 드러내고 웃는 환자를 보면서 의사의 한 사람으로서 보람을 느꼈습니다. 이후 진아 씨의 상태는 크게 호전되었고, 일주일 만에 70퍼센트 이상 건강을 회복했습니다. 퇴원 후 3개월 정도 지나고부터는 약도 끊고 가벼운 운동을 하면서 지금까지 재발 없이 잘 지내고 있습니다.

갑자스럽다면 추간판탈출증

　추간판intervertebral disc, 우리가 흔히 줄여서 '디스크'라고 부르는 부위는 척추를 구성하는 뼈와 뼈를 연결하는 인대의 역할과 외부의 충격을 흡수하는 완충제 역할을 동시에 수행합니다. 말 그대로 척추[椎] 사이에[間] 있는 넓적한 판[板]을 지칭하죠. 추간판은 오로지 찐득찐득한 젤리 모양의 수핵으로 가득 차 있는데, 이 수핵이 밖으로 새 나가지 않도록 섬유륜이라는 질긴 섬유조직이 감싸고 있습니다. 추간판은 혈관이나 신경이 없고 드나드는 체액을 따라 산소와 영양분, 노폐물이 교환됩니다. 그런데 진아 씨처럼 외상으로 인해 디스크 안의 섬유륜이 터지면 수핵이 흘러나오면서 주변 신경을 압박하게 되죠. 이를 추간판이 제 자리에서 탈출했다고 해서 추간판탈출증椎間板脫出症이라 합니다.

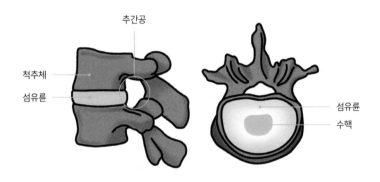

추간판의 구조, 측면(좌)과 상면

추간판이 제 자리에서 삐져나오면 극심한 통증이 오고, 때에 따라 다리가 저린 느낌이 오기도 합니다. 흘러나온 수핵이 신경을 압박하면 해당 운동신경이 저하되거나 마비되면서 진아 씨처럼 당장 걸을 수 없는 막막한 상황도 일어납니다. 평소 자유롭게 걸을 수 있던 사람이 디스크로 일순간 걷지 못하게 되는 것만큼 충격적인 일은 아마 없을 겁니다. 문제는 노화에 따른 퇴행의 하나로 디스크가 빈번히 올 수 있다는 점입니다. 젊어서 아무 문제 없던 추간판도 환자가 나이를 먹으면서 스프링처럼 탄력이 있던 수핵이 자연스레 수분이 빠지면서 딱딱해지는 경화, 석회화가 일어납니다. 추간판탈출증은 추간판의 터진 양상과 어느 신경을 누르느냐에 따라 증상이 달라질 수 있습니다. 격렬한 허리통증 외에도 일반적으로 하지방사통이나 마비, 보행장애, 대소변 기능의 저하, 심지어 성기 능장애가 일어날 수도 있죠.

대부분 디스크는 급성입니다. 물론 퇴행성 디스크도 있지만 진아 씨처럼 무거운 물건을 들거나 불량한 자세에서 몸을 뒤틀다가 갑자기 터지는 경우가 대부분이기 때문에 전구증상이나 전조증상이 잘 드러나지 않죠. 그래서 아무런 예고도 없이 디스크가 오면 환자는 당혹해합니다. 해야 할 일이 눈앞에 산더미 같은데 당장 몸을 일으킬 수 없으니 난감할 수밖에요. 반면 척추관협착증은 디스크처럼 갑자기 생기진 않고 10년, 20년 이렇게 시간이 쌓이면서 나타나는 질환이기 때문에 하루아침에 확 나빠지는 경우는 흔치 않습니다. 전조증상도 분명하게 느낄 수 있는 편이죠. 그래서 디스크가 탈출해서 신경을 누르면 심한 허리통증도 느끼고, 눌린 신경을 따라 지나가는 자리로 뜬금없이 다리가 아픕니다.

추간판탈출증	척추관협착증
급성 발병 양상 엉덩이 및 다리 통증, 허리 통증 동반 지속적인 통증 양상 앉거나 허리 굽힐 때 통증 악화 대부분 보존적 치료에 병변 및 증상 완화 제한된 수술적 치료 급성기 안정과 스트레칭이 중요	점진적 발병 하지 증상이 심함, 엉덩이 증상 동반 걷는 활동에 유발되는 간헐적 통증 허리 펴고 일어서거나, 걸을 때 악화 보존치료에 반응이 다양함 진행형 병변으로 수술치료 빈도 상승 장기적인 복근 중심의 강화 운동

추간판탈출증 vs 척추관협착증

나이가 젊을 때는 디스크도 싱싱합니다. 젊은 디스크는 수분도 많이 머금고 있어서 충격 흡수가 원활하게 이뤄지죠. 한 마디로 잘 터지지 않습니다. 본의 아니게 탈출된 상황에도 젊은 디스크는 금세 흡수가 되어서 굳이 수술을 통해 제거하지 않아도 완치되는 경우가 많죠. 젊은 환자의 디스크는 MRI만 찍어봐도 딱 압니다. MRI 사진을 찍었을 때, 색깔에 따라, 또는 조영 강도에 따라 디스크에 수분이 많은지 아니면 퇴행이 진행돼서 딱딱한지 어느 정도 판단할 수 있습니다. 수분이 많은 젊은 디스크는 마비가 오지 않는 이상 열에 아홉은 경과를 보면서 비수술적 접근에 따른 보존치료를 선택합니다. 반면 수분이 적은 퇴행성 디스크의 경우에는 대부분 수술적 접근이 필요합니다. 물론 환자마다 상태가 다르기 때문에 어느 경우든 속단하긴 어렵습니다.

추간판탈출증의 치료

진아 씨의 사례처럼 통증이 급성으로 나타나면서 신경 결손이 일어나지 않았다면 일단 비수술적 접근을 통한 보존치료에 주력하며 탈출한 디스크가 흡수될 때까지 기다리며 경과를 지켜보는 게 좋습니다. 젊고 건강한 환자라면 대부분 디스크가 흡수되면서 호전되기 때문이죠. 반면 신경 결손이 발생하거나 마비가 오랫동안 지속될 때는 신경 손상이 만성 신경통으로 발전할 수 있어서 수술을 고려해야 합니다. 통증의 양상이 단순히 아픈 게 아니라 시큰시큰 시리고 따끔거리며 저릿한 통증이 기분 나쁘게 이어지는 거라면 그냥 좋아질 때까지 버티는 게 능사가 아닙니다. 이러한 경우는 이미 신경기능이 심히 저하되었고 만성 신경병성 통증으로 전환되어 평생 환자를 괴롭힐 수 있기 때문이죠.

결국 정확한 진단이 제일 중요합니다. MRI 소견으로 볼 때 퇴행이 많이 진행되어 디스크가 흡수되지 않고 딱딱하게 굳거나 석회화가 동반된 상태라면 신경 결손이 더 진행되기 전에 전문 의사와 상담을 거친 이후 수술을 진행해야 합니다. 디스크 수술은 신경기능을 최대한 보존하고 원래 상태로 회복하는 게 제일 중요합니다. 대표적인 디스크 수술로는 추간관절제술이 있습니다. 전신마취 후 디스크 위치의 피부를 약 3~4센티미터 정도 절개하고, 해당부위가 잘 보이도록 일부 근육을 견인하여 접근한 후, 탈출한 디스크를 제거하여 신경이 눌리지 않게 하는 수술입니다.

최근에는 기술의 비약적인 발전으로 관절 내시경 기술을 척추수술에 적용한 양방향내시경수술이 대안으로 떠올랐습니다. 기존의 절개 방식이 아니라 해당 부위에 부분마취 후 작은 구멍을 두개 뚫고 그 안으로 내시경과 수술 도구를 삽입하여 진행하는 방식입니다. 내시경을 구멍 안으로 쑥 밀어 넣어 렌즈로 환부를 코앞에서 들여다보기 때문에 의사가 더욱 자유자재로 도구를 다룰 수 있죠. 이 방식은 근육을 견인하지 않고 접근하기 때문에 근육 손상을 최소화하고, 지속적인 흐르는 생리식염수 안에서 수술하기 때문에 출혈과 수술 부위 감염을 최소화할 수 있습니다. 정상조직의 보존과 출혈 감소는 수술 후 통증을 줄이고 입원 기간을 단축시켜 빠른 일상 복귀를 돕습니다. 또한 수술 과정이 빠르고 정밀하여 여러모로 기존 절개를 통한 수술법보다 환자의 만족도도 높아 오늘날 국내에서는 추간판탈출증 수술의 많은 부분이 이런 척추내시경을 활용하여 이뤄지고 있습니다.

40대 남성 환자 경환 씨(가명)도 유사한 사례 중 하나입니다. 경환 씨는 평소 허리통증이 있었지만 특별히 치료를 진행하거나 병원을 다니진 않았습니다. 성격이 좀 무던하다고 할까요? 아플 때는 아픈 대로 참았고 괜찮을 때는 다 나았나보다 하면서 지냈다고 합니다. 그러던 중에 한 번은 감기에 걸려서 기침을 며칠 동안 심하게 했답니다. 그러다 갑자기 허리에 뜨끔한 통증이 느껴졌고 이후부터는 계속 불편한 증상이 있다가 없다 반복되었다고 했습니다. 이러다 말겠거니 했는데, 다음 날 자고 일어나는데 일어나 앉지 못할 정도로 엉덩이 쪽이 심하게 아프고 다리에 심한 방사통이 느껴졌습니다. 어라, 이거 뭐지? 고통은 점점 심해졌고 잠을 이룰 수 없을 정도였습니다.

결국 며칠 만에 고통을 참지 못하고 병원을 찾았습니다. 진료실에 걸어 들어올 때 다리를 절뚝거리면서 외래로 왔습니다. 다리를 전다는 건 발목이 들리지 않거나 다리에 힘이 빠졌다는 걸 의미합니다. 아니나 다를까 신경 검사를 했더니 발목 힘이 떨어지고 다리에 마비가 진행되고 있었습니다. MRI를 찍어 보니 디스크가 터져서 주변으로 흘러내렸고, 신경을 심하게 압박하고 있었습니다. 게다가 환자의 디스크는 이미 퇴행이 꽤 진행된 상태였습니다. 사진을 봐도 말랑말랑한 디스크가 아니라 까맣게 보이는 딱딱하고 석회화가 진행된 상태였죠. 디스크 자체에 수분이 많지도 않았고 시간이 지난다고 해서 흘러나온 양이 모두 흡수된다는 보장도 없었죠. 더군다나 환자는 발목에 힘이 빠지는 운동마비 증상도 동반했습니다.

이럴 때는 신경을 빨리 풀어줘서 신경 기능을 보존하는 게 급선무입니다. 신경 결손이 쉽게 회복되지 않을 것 같아 빨리 수술 날짜부터 잡았습니다. 그날 수술이 바로 잡혔고 오후에 일사천리로 수술대에 눕게 되었죠. 경환 씨는 양방향내시경수술의 위력을 톡톡히 보았습니다. 전신마취 이후 절개를 통해 터진 디스크를 제거하는 종래의 방식이 아니라 부분마취만 하고 작은 구멍을 통해 내시경을 넣어 문제가 생긴 디스크 부위를 깔끔하게 치료하는 방식이었죠.

수술은 성공적이었습니다. 수술을 마친 직후 증상이 좋아졌고 환자는 언제 아팠냐는 듯 병실 환자들과 농담을 주고받을 정도로 기분이 나아졌습니다. 문제가 되었던 감각 및 운동신경 마비도 바로 회복되어 다리를 자유자재로 움직일 수 있게 되었죠. 한 번의 수술로 자신에게 마법 같은 일이 일어났다며 어린아이처럼 좋아하던 환자의 표정을 지금도 잊을 수 없습니다. 어떤 경우는 수술하지 않고도 주사 치료만으로 회복되지만, 경환 씨의 사례처럼 반드시 수술해야 하는 경우도 적지 않습니다. 중요한 건 통증이 아니라 증상과 신경학적 검진 결과입니다. 수술 필요성에 대해서는 반드시 전문의와 상의해야 하는 이유가 바로 이 때문입니다.

9장

척추가 좁아지는 병, 척추관협착증

80대 후반의 김 씨 할아버지는 오래전부터 허리협착증이 있었는데, 2∼3년 전부터 증세가 급격히 나빠지면서 걷기조차 힘들어지자 병원을 찾았습니다. 이 정도 연세가 드신 어르신이라면 협착증이 없는 게 도리어 신기할 일입니다. 그만큼 척추관협착증은 노화에 따른 자연스러운 과정이라고 할 수 있죠. 김 씨 할아버지도 예외는 아니었습니다. 젊은 시절, 우리나라에 한창 중동 붐이 일었을 때 사우디도 다녀올 만큼 왕성하게 활동하셨지만, 이제는 가는 세월이 야속하기만 했습니다. 다리에 힘이 빠지고 허리가 아프다 보니 이젠 마실 나가는 것조차 쉽지 않다고 저에게 한가득 푸념을 늘어놓았습니다. 처음에는 10분 정도 걷다가 앉아서 10분 쉬고, 다시 10분 걸어가고 또 쉬고를 반복하던 게 이제는 5분도 걷기가 힘들어졌다는 거죠.

"그냥 이렇게 살다 죽으려고 참고 지냈는데, 이러다 이젠 걸음도 못 걷겠어."

할아버지의 하소연을 듣고 있노라니 그간 얼마나 힘드셨을지 짐작이 갔습니다. 간단한 문진을 시작하니 대번 할아버지 증상이 심각하다는 걸 알 수 있었습니다. 김 씨 할아버지는 이미 심각한 신경인성 파행증상neurogenic claudication에 의한 보행장애와 소변기능 저하를 겪고 있어서 당장 수술이 필요한 상태였죠. 그런데 어떤 이유에선지 이전 병원에서는 할아버지에게 수술을 권하지 않았고 풍선을 이용한 시술을 받은 게 전부였다고 했습니다. "난 잘 모르겠어. 그냥 풍선 같은 걸 허리에 넣더니 다 끝났다고 하더라고." 어쩌면 담당의사 입장에서 할아버지의 연세에 수술을 시도하는 게 부담되었는지도 모르겠습니다.

다시 한번 말씀드리지만, 수술로 해결되어야 하는 상황은 다른 어떤 우회적인 방법으로 해결되지 않습니다. 풍선확장술은 근본적인 해결책이 되지 못하죠. 단지 일시적인 증상 완화를 줄 뿐입니다. 할아버지는 이미 협착증 말기에 해당하는 수준이라 이대로 방치한다면 심각한 보행장애가 발생할 수 있었죠. 이미 할아버지도 어느 정도 당신의 상태를 알고 계신 듯 했습니다. 이전 병원에서 큰맘 먹고 시술을 받았지만 큰 차이를 느끼지 못하니 실망이 컸던 거죠. 비용은 비용대로 들었는데 오히려 증상은 나빠지는 것 같고 금세 걸을 줄만 알았는데 어째 이전보다 더 걷지 못하니 굉장히 불안한 상태에서 저를 찾아온 겁니다.

"할아버지, 이 정도면 지금 당장 수술을 받으셔야 해요."

제 말을 듣고는 할아버지도 체념하신 듯 고개를 끄덕이며 그러겠노라 답했습니다. 수술 전에 저는 할아버지에게 척추 MRI 사진을 통해 협착이 이미 상당 부분 진행되어서 신경관이 막히며 그 사이로 지나가는 여러 신경다발이 끼고 엉켜 있는 상태를 보여주었습니다. "이렇게 신경다발이 헝클어진 경우에 많은 사람들이 소변 기능에 저하를 보이고, 발바닥 감각이 떨어져 일상생활에 큰 불편을 초래하게 돼요. 보나 마나 할아버지도 그러셨을 거 같은데 이렇게 불편하고 아픈 걸 그간 어떻게 참으셨어요?" 할아버지는 그동안 고생했던 세월을 회상하듯 눈물을 뚝뚝 떨어뜨리며 고개를 끄덕였습니다. 결국 날짜를 잡고 할아버지는 수술대에 오르셨습니다.

시간을 다투는 병, 척추관협착증

김 씨 할아버지처럼 척추관협착증spinal stenosis은 척추 중앙의 척추관이 좁아져서 신경을 눌러 통증을 유발하고 다리에 힘이 빠지게 만드는 질환입니다. 척추관은 식물의 물관에 비유할 수 있습니다. 뿌리에서 흡수한 물과 무기 양분이 물관을 통해 식물의 잎으로 전달되는 것처럼, 우리 척추도 중앙에 관 모양의 속이 빈 척추관이라는 통로가 있습니다. 이 통로 안으로 뇌로부터 팔다리까지 이어진 신경이 지나가고 이 신경이 몸을 움직이는 운동 신호와 각 신체 부위에서 느끼는 통증 신호를 매개합니다. 그런데 노화와 외부의 압력, 또는 다양한 요인으로 이 척추관이 점점 좁아지면서 그 안으로 흐르는 신경을 누르게 됩니다. 신경이 압박되면 예전에 자유자재로 움직일 수 있던 다리가 갑자기 맥을 못 추게 되죠. 바로 이런 증세를 보이는 퇴행성질환을 척추관협착증이라고 부릅니다.

일례로 땅속에 매설된 파이프라인이 있다고 생각해 보죠. 파이프라인 안으로 각종 전선과 전화선이 지나갑니다. 이를 모르고 외부에서 공사 중에 굴삭기가 이 파이프라인을 잘못 건들거나 지진으로 땅이 매몰되어 파이프라인이 끊어지면 어떻게 될까요? 당장 그 지역에 전기가 나가고 말겠죠. 전화는 먹통이 될 겁니다. 이와 똑같은 일이 우리 척추에서도 벌어지는 거죠. 노화로 인한 디스크 퇴행으로 높이가 낮아지고 후관절이 커지고 탄력을 잃은 인대가 두꺼워지면서 척추관이 좁아지면 신경이 지나는 공간도 점점 부족해질 수밖에 없습니다. 당연히 신경이 막히면서 다리에 감각이 없거나 힘이 들어가지 않는 증세가 발생하죠. 막히는 부위에 따라 각기 다른 증상을 유발하게 됩니다. 특히 경추 및 흉추 부위에서 협착증이 발생하면 척수신경을 압박하게 되고 심각한 보행 장애를 동반한 신경 결손증상을 유발하게 되는데 이를 척수병증이라 합니다.

그렇다면 척추관협착증의 진단은 어떻게 이뤄질까요? 김 씨 할아버지의 사례에서 잘 알 수 있듯이 진단은 주로 의사의 문진과 MRI 영상을 통해 이뤄지는데요. 환자가 호소하는 불편을 듣고 각기 증세에 해당하는 상태를 고려하여 1차 진단을 내리고, MRI 같은 정밀검사를 통해 신경 압박 정도를 확인한 뒤 2차 최종 진단을 내립니다. MRI 외에도 엑스레이나 단층촬영, 조영술 등이 활용되기도 합니다. 척추 전산화 단층촬영이 석회화된 병변을 명확하게 해주고, 후관절의 상태를 명확하게 판별하는 데 도움을 준다면, 척수 조영술은 경막낭 안에 직접 조영제를 투입하여 척추관의 협착 정도와 부위를 정확하게 판단하게 해줍니다. 척추 전문병원은 대부분 이런 장비를 갖추고 있기 때문에 보다 정확한 협착 정도와 부위를 가늠할 수 있습니다.

척추관협착증의 증상은 요추 신경다발이 압박되어 일어나는 증상으로 일반적으로 허리 통증보다는 엉덩이나 다리 통증으로 나타납니다. 처음에는 다리가 저리거나 엉덩이가 무겁고 뻐근한 증상이 있다가 이런 상태가 지속되면 허리만 펴도 통증이 일어나고 오래 서있거나 걷는 경우 엉덩이 및 하지 통증이 심해져 결국 일상적인 보행이 불가능한 지경에 이릅니다. 흔히 이런 경우를 신경인성 파행증상이라고 부릅니다. 신경 손상이 심해지면 급기야 엉덩이나 발바닥, 성기 부위(서혜부)에 감각이 둔해지고, 소변감도 잘 느끼지 못하게 됩니다. 방광으로 가는 신경이 눌리면 방광 내의 소변양이 적어도 갑자기 소변이 마려워 화장실을 가야 하는 급박뇨 및 빈뇨가 발생하죠. 결국 밤에 숙면할 수 없고 방광 근육 및 괄약근이 조절되지 않아 소변 실수를 하기도 합니다. 방금 소변을 봤는데 또 보고 싶어지는 잔뇨감도 덩달아 느낍니다. 앞서 김 씨 할아버지처럼 보행장애나 배뇨장애가 생기면 이미 척추관협착증에 의한 신경손상이 상당히 진행된 상태기 때문에 대부분 수술을 받아야 하죠.

척추관협착증은 이처럼 일상생활이 어려울 정도로 거동이 불편하고 수면을 방해해 삶의 질을 크게 떨어뜨립니다. 그렇다고 해서 무조건 수술이 필요한 건 아닙니다. 먼저 약물치료나 신경주사 치료 등 보존치료를 시행하여 환자의 상태와 협착의 진행 속도를 가늠합니다. 꾸준한 보존치료에도 일정 수준 이상 증세가 호전되지 않을 때는 신경성형술 같은 특수시술을 시행하는 것도 의사와 환자가 고려해 볼 수 있는 선택지 중 하나입니다. 하지만 이미 협착이 상당히 진행되어 당장 보행장애가 생겼을 때는 수술 외에 다른 치료법은 없습니다. 척추협착증은 시간에 따라 진행되는 방향성을 지니고 있어 신경 손상에 의한 증상이 발생한 경우 근본적인 치료로 수술을 고려해야 합니다. 이러한 경우, 수술을 미루고 반복적인 주사치료를 고집하는 건 일시적으로 증상만 완화할 뿐 근본적인 치료로는 분명 한계가 있습니다. 그동안 진행된 신경 손상으로 인해 결국 수술을 하더라도 보행장애 및 하지 감각저하 등 회복이 힘든 경우도 종종 있기 때문이죠.

척추관협착증 수술

척추관협착증은 앞 장에서 설명해 드린 디스크와 구분해야 합니다. 먼저 척추관협착증은 디스크와 달리 단기간에 발생하는 게 아닙니다. 비유하자면, 척추에서 일어나는 동맥경화라고 보면 됩니다. 혈관 안쪽에 혈전과 각종 찌꺼기가 끼면서 점점 좁아지고 딱딱해져서 피의 흐름을 막는 게 동맥경화라는 병입니다. 아주 무서운 병이죠. 척추관협착증은 이게 허리에 생기는 거라고 생각하면 이해가 쉽습니다. 안에 충분한 공간을 갖고 신경이 지나가던 척추관이 점점 좁아져 막히는 거죠. 동맥경화가 하루아침에 일어나지 않는 것처럼, 척추관협착증 역시 단기간에 생기지 않습니다. 척추가 노화를 겪으며 자연스레 퇴행이 진행되고 디스크 높이가 낮아지면서 반복적인 염증 반응으로 후관절이 두꺼워지고 뼈와 뼈 사이를 연결하는 황색인대가 탄력을 잃고 두꺼워집니다. 이렇게 비후된 뼈와 인대조직이 신경관 안으로 자라면서 통로가 막히는 협착이 진행되는 겁니다. 이전에 발병했던 디스크는 모두가 흡수되지 않고 남아 염증을 유발하고 유착 조직을 낳아 협착증의 원인이 되기도 합니다. 그래서 대부분의 협착증 환자가 디스크도 갖고 있는 게 바로 이러한 이유 때문이죠.

이처럼 협착증은 단기간에 생긴 게 아니라서 보통 수년에 걸쳐 반복적인 증상 발생과 완화를 겪게 됩니다. 며칠 아프면 병원에서 보존치료를 받고, 그러면 또 괜찮아져서 일상에 복귀하기를 반복하는 거죠. 그러다 나이가 들면서 증상이 발현되는 기간이 점점 짧아지고, 지속하는 시간은 점점 길어지게 됩니다. 앉았다 일어날 때 허리를 펴는 자세에서 잠깐 통증을 느끼던 게 이젠 시도 때도 없이 날카로운 통증이 엄습합니다. 아플 땐 정말 엉덩이가 끊어질 것처럼 아프고 주저앉고 싶어집니다. 그렇게 신경 기능이 저하되고 하지방사통이 심해지며 조금만 걷고 앉아 쉬어야 하는 상태로 악화합니다. 김 씨 할아버지처럼 신경인성 파행증상이 오는 거죠. 평소

척추는 틀을 안다

에는 30분 정도 걷다 한 번 쉬었던 게 심해지면 10분, 어떤 사람은 1분도 안 돼서 허리가 굽어지며 자꾸 주저앉아 쉬어야 하는 상태로 나빠집니다. 증상이 더 진행되면 밤에 잘 때마다 장딴지에 쥐가 나고 허리를 펴는 순간 신경관이 꽉 조이기 때문에 자기도 모르게 옆으로 누워서 허리를 굽히고 자는 새우잠 자세를 취하게 됩니다.

　문제는 수술 시기를 잡는 겁니다. 협착증은 서서히 진행하는 질환이기 때문에 환자 입장에서 과연 어느 시점에 보존치료를 포기하고 수술에 임해야 하는지 결단을 내리기 쉽지 않죠. 처음에는 보존치료에 우리 몸이 굉장히 잘 반응합니다. 그만큼 우리 몸은 똑똑하기 때문에 신경관이 좁아져도 혈관을 생성하고, 혈액 공급을 늘리며 상태를 유지하려 발버둥 치죠. 하지만 협착은 퇴행 질환이기 때문에 계속 진행될 수밖에 없어서 결국 신경 기능이 저하되어 걷지 못하는 단계까지 떨어집니다. 주로 수술 시기는 이 시점에서 잡는 경우가 많습니다. 개중에는 수술에 대한 두려움 때문에 주사치

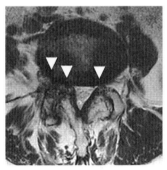

수술 전 MRI 사진,
중증의 척추관 및 추간공의 다발성 협착증

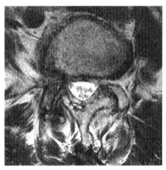

수술 후 MRI 사진
다발성 협착증이 성공적으로 치료되어
신경이 완전히 감압되었다.

료를 고집하는 분도 계시는데, 신경이 오랫동안 눌리면 변성이 일어나 뒤늦게 수술을 하더라도 자칫 이상감각 및 신경 통증이 남을 수 있습니다. 결국 수술을 받아야 하는 환자라면 의사와 상의하여 적절한 시기에 수술을 받는 게 제일 좋습니다.

그렇다면 척추관협착증 수술은 어떻게 이뤄질까요? 척추관협착증 수술 방법으로는 일반적으로 감압술과 유합술이 있습니다. 감압술은 신경을 압박하는 비후된 인대와 후관절 골극을 제거하여 공간을 확보하는 수술입니다. 수술 부위에 1센티미터 가량의 구멍을 두 개 뚫고 척추내시경과 수술기구를 넣어 막혀있던 척추관 안으로 신경이 지나갈 수 있도록 길을 내줍니다. 흔히 양방향척추내시경 후방감압수술이라고 불리는 방식이죠. 반면 기존 유합술은 신경관을 확장한 후 추간판 및 후관절을 모두 제거합니다. 그리고 새로운 형태의 케이지를 넣어 디스크의 높이를 올려주고, 티타늄 재질의 나사못으로 마디를 연결하여 고정합니다. 기존의 유합술은 척추 주변 근육을 넓게 박리하고 견인하여 뼈를 깎고 나사못을 고정하기 때문에 수술 중 출혈량이 많고 근육의 손상이 커지며 회복 시간이 길고 허리 기능회복이 더디다는 단점이 있습니다.

이와 달리 내시경을 통한 유합술은 최소한의 절개로 구멍을 뚫고 진행하기 때문에 근육의 손상과 출혈량이 적고 회복이 빨라 최근 척추관협착증 수술의 새로운 대안으로 부상했습니다. 덕분에 전신마취가 힘든 고령의 환자에게도 부분마취만으로 안전하게 시행할 수 있고, 고혈압이나 당뇨병 등 여러 내과 질환이 있어도 전신마취 없이 수술이 가능하다는 장점 때문에 수술 환자의 선택지

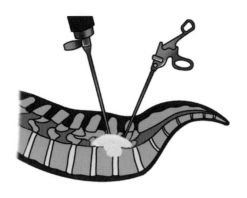

양방향척추내시경수술의 얼개

가 넓어졌죠. 수술 이후 회복 속도도 향상되어 환자의 만족도 또한 높아졌습니다. 척추관협착증을 앓고 있는 환자라면 여러 자료와 보도 등을 통해 양방향척추내시경수술을 전문적으로 시행하는 병원을 찾는 게 좋습니다.

다음은 척추내시경수술과 기존 절개를 통한 척추 수술의 장단점을 정리한 것입니다. 비교하고 보니 확실히 내시경수술의 압승이네요.

양방향척추내시경수술	기존의 절개수술
고령이나 내과 질환이 있는 환자도 가능함 대부분 부분마취로 가능함 회복 기간이 단축됨 출혈량, 수술 후 통증이 적음	고령이나 내과 질환이 있는 환자는 제한됨 전신마취가 필요함 회복 기간에 변수가 있음 절개 범위에 따라 출혈량이 많음

척추내시경 감압술과 기존 절개 감압수술의 특징과 장단점

그러면 김 씨 할아버지는 과연?

김 씨 할아버지의 수술은 대대적인 공사를 예고했습니다. MRI 상으로 보니 협착이 일어난 부위가 한 군데가 아니라 세 군데나 보였거든요. 신경도 많이 눌린 상태라 발과 다리에 운동마비가 왔고 양쪽 하지마비로 볼 때 꽤 광범위한 신경 압박과 유착이 예상되었습니다. 당시 연세가 87세였기 때문에 절개에 따른 출혈이 예상되어 기존의 절개수술을 선택하는 데 부담이 컸고, 특히 전신마취를 시행하기도 어려운 상태였습니다. 이런 상황을 할아버지에게 충분히 설명한 뒤 부분마취 하에 큰 절개를 피해 출혈량을 줄일 수 있는 양방향내시경수술을 안내했습니다. 고령의 나이에 위험 부담이 없지는 않지만, 보호자와 상의 끝에 양방향내시경수술을 진행하기로 결정했죠.

수술은 다음 날 바로 이뤄졌습니다. 부분마취를 한 다음, 해당 부위에 작은 구멍을 뚫고 내시경과 수술 도구를 삽입하여 협착증 소견이 있는 세 분절을 근본적으로 치료했습니다. 척추관을 확장하여 신경이 눌리지 않게 해주는 방식이었죠. 세 분절을 수술했지만, 수술시간은 한 시간 조금 넘어 끝났습니다. 마취가 풀렸는데도 할아버지는 별로 아프지 않다며 보호자가 싸간 죽을 한 그릇 다 비울 정도로 안정감과 만족감을 보였습니다. 그리고 수술 후 이틀째 댁으로 돌아갔고 경과를 보기 위해 일주일 만에 다시 내원했습니다. 병원을 다시 찾은 할아버지의 얼굴에 화색이 만연했습니다.

"선생님, 다시 걸음이 걸어지네. 이것 참⋯. 신기하네, 신기해."

할아버지는 수술 받고 나서 2~3일 만에 다리에 힘이 실리고 걸을 수 있게 되었다고 뛸 듯이 좋아했습니다. 몸이 굉장히 가뿐해지고 뭐라고 그럴까 한 마디로 '가벼워졌다'고 말이죠. 그리고 약 1년쯤 지난 지금도 가끔 병원에 오시면 할아버지가 잘 걷고 있다고, 저번에는 친구들과 등산도 갔다고 저에게 자랑을 늘어놓을 정도로 상태가 좋아졌습니다. 게다가 수술 전에는 소변 기능이 저하되어 평소 소변을 참지 못하고 밤에 실수도 자주 했는데 지금은 그런 것도 말끔히 사라졌다고 합니다. 밤에도 급박뇨라고 해서 소변을 참지 못하고 바로 싸버리는 증상이 있었는데, 그런 부분도 몰라볼 정도로 좋아져서 편안한 마음으로 잠자리에 든다고 합니다. "내가 하루를 즐겁게 살아. 정말이지 요즘은 내가 다시 태어난 거 같아. 고마워." 저 역시 할아버지의 모습에 덩달아 기분이 좋아지더군요. 김씨 할아버지의 건강을 빌어봅니다.

30대 남성 환자였던 철민 씨(가명)는 몇 년 전부터 양쪽 다리에 힘이 없고 조금만 걸어도 피로해져서 고민이 이만저만 아니었습니다. 한창 일할 나이에 걸음이 느려지니 일상이 뒤죽박죽되고 말았습니다. 직장에서는 조금만 힘들다고 해도 "젊은 사람이 왜 그러냐?"는 핀잔을 들어야 했습니다. 하루는 회사에서 손에 쥔 머그컵을 떨어뜨려 와장창 깨지며 사무실 바닥에 커피를 쏟아 난감한 일도 겪었습니다. 목이 뻐근하고 손에 힘이 빠지며 물건을 자꾸 놓치고 양 다리가 풀려 그 자리에 주저앉는 일이 잦아졌습니다. 목도 아프고 등도 아프고 여러 증상이 한꺼번에 몰려오자 혹시 이러다가 뇌졸중이 찾아오는 건 아닌지 두려워 결국 병원을 찾았습니다.

물론 철민 씨는 저를 만나기 전 이미 여러 병원을 전전한 이력을 갖고 있었습니다. 이미 이전 병원에서 경추척수병증을 진단받

고 MRI 검사까지 받았더군요. 의사로부터 당장 수술이 필요하다
는 내용도 들었다고 합니다. 그런데 그 이야기를 듣자마자 나이 서
른에 수술을 받고 싶지는 않아, 혹시 비수술로 해결하는 방법이 있
나 이 병원 저 병원을 돌아다녔답니다. 그러면서 병원마다 수술 방
법과 치료도 조금씩 다르다는 걸 느꼈죠. 어디서는 전방으로 접근
하여 유합술을 해야 한다고 말하고, 다른 데서는 목 뒤로 들어가서
감압술도 같이 해야 한다고 말했답니다. 어디도 믿음이 가지 않았
던 철민 씨는 대학병원과 척추 전문병원을 십여 군데 넘게 돌아다
니다가 결국 내시경으로 감압술을 잘한다며 저를 소개받고 찾아왔
다고 했습니다.

"잘 오셨어요. 제가 최선을 다해서 진료해 보겠습니다."

불안해하는 환자를 최대한 안심시키고는 경추를 중심으로 진
단을 시작했습니다. 해당 부위를 들여다보니 예상대로 척수 손상
이 꽤 진행돼 있었어요. 나이 서른 밖에 안 됐는데 이미 척수 손상
의 흔적도 선명하게 나타났습니다. "한 군데가 아니고 여러 군데
넓게 신경 손상이 있어요." 그랬더니 대번 환자의 얼굴이 걱정으로
일그러졌습니다. 어쩌면 여러 병원을 전전하며 치료 시기를 놓친
것일 수도 있겠다 싶었습니다. 진단 결과 철민 씨는 경추에 추간판
탈출증과 척추관협착증이 함께 온 사례였습니다. 이런 수준의 신
경 손상이라면 이미 목디스크가 왔었고 이를 방치하면서 협착증까
지 진행된 것 같았죠.

"경추척수병증입니다. 지금 당장 수술해야 해요."

철민 씨는 저의 진단을 듣고 체념한 듯 지그시 눈을 감고는 한

동안 침묵을 지켰습니다. 둘 사이에 어색한 침묵이 잠시 흘렀습니다. 이제 설득은 의사인 저의 몫이 되었습니다. 신경 기능의 저하가 더 진행되기 전에 빨리 수술이 들어가야 한다고 재차 설명을 드렸습니다. 그러자 그는 천천히 입을 열었습니다. "제가 회사를 지금 그만둘 수 있는 상황이 아니거든요. 혹시 수술에 들어가면 며칠 정도 입원해야 하나요?" "입원 기간은 보통 3~4일 정도 필요하고, 일주일 정도 지나 안정되면 사무 업무는 복귀가 가능합니다." 제 말을 듣더니 그는 믿기지 않는다는 듯 두세 번 같은 질문을 반복했습니다. "저, 정말인가요?" 저는 웃으면서 그렇다고 대답했죠. 그날 환자는 수술 결정을 하지 못하고 집에 돌아갔습니다. 저는 그를 돌려보내고는 치료 시기를 놓쳐 젊은 나이에 후유증이 크게 남지 않을까 하는 걱정이 며칠간 계속되었습니다.

경추/흉추척수병증이란?

철민 씨처럼 척수병증myelopathy은 척수에 발생하는 질환입니다. 척수병증을 이해하려면 척수가 무엇인지 먼저 알아야 합니다. 앞서 언급했지만 척수spinal cord는 척추관 안에 들어있는 신경계로 뇌와 말초신경을 연결하여 운동 기능과 감각 기능을 담당합니다. 척수는 말초신경에서 들어오는 여러 신호를 뇌로 보내고, 뇌가 이 신호를 분석하여 신체 각 부위에 여러 기능을 명령하는 역할을 합니다. 척수는 연수에 이어진 중추신경의 일부기 때문에 여기에 문제가 발생하면 사지의 운동이나 감각이 마비될 수 있고 방광이나 괄약근 기능도 약화하여 소대변 장애를 유발할 수 있습니다.

불의의 사고로 척수가 다치면 반신마비나 전신마비가 올 수 있는 만큼 척수는 우리 신체에서 매우 중요한 부위라고 할 수 있습니다. 앞서 언급했던 슈퍼맨으로 유명한 미국 배우 역시 낙마 사고로 척수를 다치면서 전신마비를 겪었습니다. 척수병증은 앞 장에서 설명해 드린 요추 척추관협착증과 기전은 비슷하지만, 증상과 치료는 많이 다른 질환입니다. 요추 척추관협착증은 신경뿌리가 눌려 증상이 오기 때문에 하지의 통증과 파행증상이 동반되지만 심각한 보행장애를 유발하는 경우는 흔치 않고, 수술 후 회복이 잘 되는 편입니다. 하지만 경추 및 흉추에서 발병하는 척수병증은 중추신경계통의 척수가 직접 손상을 받기 때문에 심각한 보행장애를 유발할 수 있고, 보통 하지의 통증보다는 감각 저하나 이상 감각을 느끼게 됩니다.

철민 씨처럼 경추에 발생한 협착이 신경 뿌리가 아닌 척수 신경을 직접 압박하고 이를 오랫동안 방치하면 척수에 손상을 유발하게 됩니다. 척수 신경이 손상되면 여러 가지 증상이 나타나는데요. 그 대표적인 증상으로는 하지마비로 척수의 중앙에 위치한 다리 쪽 신경이 먼저 손상되어 팔보다는 다리의 기능 저하가 먼저 발생합니다. 양쪽 다리에 힘이 빠져서 걷다가 자꾸 휘청거리고 자꾸 넘어지고 균형을 못 잡는 증상이 생기죠.

여기서 잠깐, 척수병증은 뇌졸중과도 구분할 필요가 있습니다. 많은 환자가 하지가 마비되고 걸음이 부자연스러워지면서 보행에 어려움을 겪으면 대번 자신이 뇌졸중이 아닌지 걱정하는데, 두 질환은 전혀 다른 병입니다. 뇌졸중은 척수병증과 달리 갑자기 발생하며(급성) 몸의 주로 편측성으로 증상이 오는 경우가 많습니다. 반면 척수병증은 뇌졸중과 달리 서서히 진행하고 보통 양측 하지에 증상이 나타나는 특징이 있습니다.

척수병증 수술은 이렇게

척수병증은 후궁성형술이나 인공디스크치환술, 척추유합술 등으로 접근할 수 있는 질환입니다. 최근에는 내시경의 성능이 향상되고 다양한 수술 기법들이 발달하면서 양방향내시경수술로 치료할 수 있게 되었습니다. 여기서 중요한 건 척수병증의 수술 시기입니다. 보통 퇴행성 질환에 의한 척수병증은 나이가 들면서 추간판탈출증, 황생인대 비후, 후종인대 골화증 등 질환이 서서히 진행함에 따라 척수가 압박되기 시작합니다. 척수는 압박이 되더라도 혈류의 공급을 늘리면서 기능을 보존하는데, 그 정도가 심해지면 척수 손상이 발생하고 환자가 증상을 느끼게 됩니다. 즉 마비증상을 느꼈을 때는 신경 손상이 이미 진행된 경우가 많고, 보존적 치료에 호전이 없이 증상이 지속되는 경우에는 지체하지 말고 수술을 진행하는 게 수술 결과와 예후도 좋습니다. 척수는 손상이 진행되면 회복이 어렵기 때문에 방치할 경우 영구적인 손상으로 남을 수 있습니다.

척수병증 치료를 위한 양방향내시경수술의 과정은 허리협착증 치료와 비슷하게 접근하지만, 적용하는 수술 술기 및 기구의 종류가 사뭇 다르고, 무엇보다 고도의 전문성과 풍부한 수술 경험이 있어야 합니다. 저는 수천 건의 수술 사례를 통해 적응증을 잘 잡는다면, 양방향내시경수술이 척수병증 치료에도 탁월한 효과가 있다고 자신 있게 말할 수 있습니다.

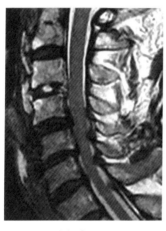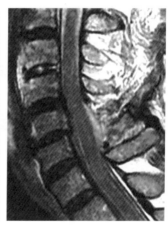

수술 전 MRI
다분절 경추척추관협착증으로 유발된
척수병증

수술 후 MRI
척추관이 충분히 확장되면서 신경이
완만하게 감압되었다.

척수병증의 치료에 빼놓을 수 없는 양방향내시경수술의 장점이 있습니다. 내시경수술은 절개 후 근육층을 박리하고 견인하는 과정이 필요하지 않기 때문에, 두세 분절에 신경 감압을 하더라도 수술 시간을 단축시킬 수 있고 출혈량을 줄일 수 있습니다. 게다가 내시경 기술의 발달로 환부를 근접 거리에서 10배 이상 확대하여 보기 때문에 훨씬 정확하고 안전한 수술이 가능합니다. 충분한 기술과 경험을 갖춘 의사라면 수술 성공률과 효과가 높은 이유가 바로 여기에 있죠. 당뇨병이나 고혈압 등 기저질환을 앓고 있는 환자나 고령 환자에게도 전신마취 부담 없이 권할 수 있고, 회복이 빨라 수술 당일 바로 보행할 수 있다는 장점도 무시할 수 없죠. 양방향내시경수술이 빠르게 시장을 장악하는 건 이러한 무수한 장점을 갖고 있기 때문일 겁니다.

수술 뒤 일상으로 복귀한 철민 씨, 그리고

건강만큼 중요한 게 어디 있겠습니까? 어쩌면 열 곳이 넘는 병원을 전전했던 철민 씨도 척추를 끝까지 지키고 싶다는 생각에 차일피일 수술을 미뤘던 게 아니었을까요? 다른 건 몰라도 몸에 칼을 대는 것만큼 주저할 만한 것도 없을 것입니다. 저는 걱정이 많은 철민 씨에게 양방향내시경을 이용하여 신경관을 확장해 주는 수술을 권유했습니다. 다른 병원에서는 한 군데 치료만 해도 되는데 저는 넓게 안정적으로 치료한다고 했죠. 철민 씨는 결국 선뜻 결정을 못하고 그날 집으로 돌아갔습니다.

그리고 나서 전혀 소식이 없다가 한두 주 지났을까 수술을 받고 싶다고 다시 내원했습니다. 저는 철민씨에게 "그동안 마음고생 많았어요. 수술하면 금세 좋아질 거니까, 이제 마음 놓고 좋아질 일만 생각해요."라고 이야기 해주었습니다. 철민 씨는 말없이 제 손을 잡고 눈물을 흘렸고, 저는 두 손을 꼭 잡아주었습니다. 다음날 수술은 이전에 설명한 방법대로 양방향내시경을 이용하여 진행했습니다. 척수병증 소견이 있는 두 분절에서 안정적으로 신경 감압을 해주었죠. 수술 후 철민 씨의 증상은 놀라울 정도로 좋아졌습니다. 비록 약간의 저림증세는 남아 있었지만, 양다리에 힘이 많이 붙었고 후들거리고 넘어지는 하지불안과 보행장애도 크게 호전되었습니다. 일단 보행이 원활해지자 그는 뛸 듯이 기뻐했습니다. "선생님, 정말 감사합니다. 잘 걸을 수 있으니까 이제 날아갈 거 같아요." 철민 씨는 이후에 재활치료를 병행하면서 일상으로 바로 복귀했고, 수술 전 겪었던 우울증 증상도 호전되어 그 누구보다도 척추건강을 잘 유지하고 있습니다.

철민 씨가 성공적인 회복 기간을 보내고 있을 즈음, 또 다른 한 명의 환자가 내원했습니다. 철민 씨가 경추에 문제가 있었다면, 이분은 흉추에 문제가 있었습니다. 70대 남성 환자 정 씨 할아버지는 양쪽 다리에 마비 증상이 오면서 잘 걷지 못하고 힘이 없어 자꾸 앉았다 일어나기를 반복했습니다. 한번 일어나려고 하면 다리가 후들거려서 자꾸 주저앉았고 길을 걷다가도 균형을 못 잡고 발을 접질려 넘어지는 경우가 생겼습니다. 발바닥은 감각이 없어서 아무리 눌러도 내 발인지 남의 발인지 알 수가 없었죠. 배뇨 기능도 저하되어 화장실을 가다가 그만 바지에 실례하는 때가 늘었다고 했습니다. 그런데 할아버지는 이미 허리협착증 진단을 받고 두 번이나 수술을 받은 상태였습니다.

나사못으로 고정하는 수술을 여러 번 받고도 증상이 완화되지 않는다면 다른 원인이 있는 것이 분명했습니다. MRI를 찍어서 정밀 검사를 진행하니 흉추에 황색인대골화증ossification of the yellow ligament이라는 질환이 확인되었습니다. 황색인대골화증이란 말랑말랑하고 탄력 있던 인대가 딱딱하게 뼈처럼 변하면서(경화) 신경관 안쪽으로 자라 들어가 척수를 압박하는 질환입니다. 골화증이 진행하면서 신경관의 절반 이상을 다 막아 척수신경이 이미 심하게 손상된 상태였습니다. "할아버지, 수술을 받으셔야 할 거 같아요." 수술이 필요하다는 말에 할아버지는 고개를 가로저으며 완강히 수술을 거부했습니다. 이제까지 수술을 여러 번 받았는데 나아지지 않을 바에 또 그 고통을 당하고 싶지 않다는 거였습니다.

그러나 저의 간곡한 마음이 통했는지 결국 할아버지는 양방향 내시경수술을 받겠다고 하셨습니다. 수술은 안전하게 그리고 성공적으로 끝났습니다. 신경이 지나가는 공간을 많이 넓혔고 신경이 확 풀리면서 당장 보행이 자유로워졌습니다. 병원에 오실 때는 잘 걷지 못해 보호자의 부축을 받아서 겨우 걸었는데, 지금은 혼자 지팡이를 짚고 걸을 수 있는 정도까지 회복하셨습니다. 소변 기능 역시 좋아졌고요. 넘어지는 횟수도 확실히 줄어들면서 보행에 자신감을 얻었습니다. 정 씨 할아버지는 수술 이후 완전 새로운 사람이 되었습니다. 원래 그렇게 성격이 밝은 분이셨는지 미처 몰랐을 정도로 쾌활해졌고 성격도 낙천적으로 바뀌었습니다. 이리도 좋은 건데 하루라도 빨리 수술을 받았더라면 얼마나 좋았을까요?

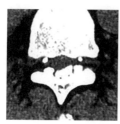 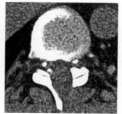 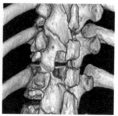

수술 전 CT 사진　　　　수술 후 CT 사진　　　수술 후 3차원 CT 사진

흉추 황색인대골화증에 의한 척수병증 환자의 양방향내시경 후방감압수술 전·후 사진
정상 뼈 구조를 보존하며 성공적으로 척추관을 확장하였다.

척수병증 역시 경험 많은 의사를 통해 정확한 진단을 받아야
합니다. 특히 다리에 마비 증상과 함께 보행에 어려움이 있거나 걸
으면서 자꾸 넘어지거나 전반적인 기능이 저하될 때는 협착증보다
는 등이나 목 쪽에 척수병증이 있는지 확인해야 합니다. 철민 씨와
정 씨 할아버지의 사례는 제가 만난 척수병증 환자 중에서 극히 일
부에 지나지 않습니다. 혹 지금 다리 감각 저하와 함께 보행에 어
려움이 있다면 당장 정밀진단을 받아보시기를 바랍니다. 골든타임
을 놓치지 마세요. 다른 건 몰라도 척수에 생긴 염증은 그냥 둬서
는 절대 안 됩니다.

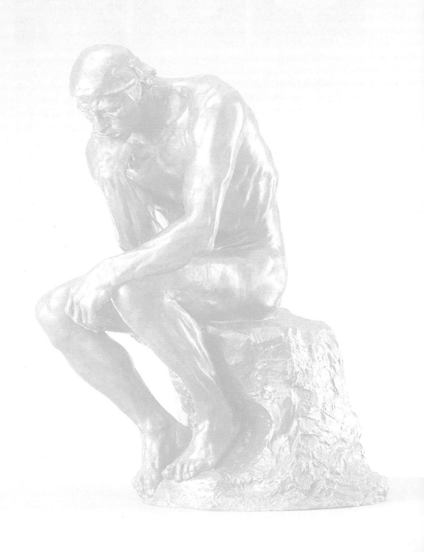

3부

수술 고민은
완치만 늦출 뿐

「생각하는 사람(Le Penseur)」
오귀스트 로뎅(Auguste Rodin)의 1904년 작품
(프랑스 파리의 로뎅박물관 소장)

66

척추는 무한으로 가는 고속도로와 같다.

그대의 몸은 신의 성전이다.

신이 실현되어야 하는 곳은 그대 안에 있다.

99

파라마한사 요가난다

11장 | 척추수술 절대로 하지 말라는데?

"선생님, 척추는 칼을 대지 않는 거라던데 괜찮을까요?"

심한 다리통증으로 센터에 내원한 50대 남성 환자 복남 씨(가명)는 수술이 필요하다는 진단에 양미간을 찌푸리며 불안감을 드러냈습니다. 이유를 물으니 "허리디스크 절대로 수술하지 마라."는 이야기를 많이 들었다는 겁니다. 자기 주변에 허리 수술을 받고 나아지기는커녕 증세가 더 심해진 사람이 있다며 그 사람이 자기에게 척추에는 절대 칼을 대지 말라고 신신당부했답니다. 사실 병원에 오시는 분들을 보면 복남 씨 같이 수술 불가론을 철석같이 믿는 분이 적지 않습니다. 마치 구한말 흥선대원군을 보는 것 같습니다. 그들 중에는 간혹 과학적으로 아무런 근거도 없는 속칭 '카더라뉴스'를 신줏단지처럼 붙잡고 종교적 맹신을 드러내는 분도 계십니다.

사실 이런 맹신의 이면에는 그간 국내에 소개된 한두 권의 서적이 가져온 오해가 짙게 깔린 것 같습니다. 시중에 나와 있는 자극적인 제목의 척추 관련 책들을 들춰보면 이런 배경을 금세 알 수 있습니다. 척추수술이 무슨 금단의 영역으로 들어가는 관문인 양 온갖 부정적인 묘사로 도배하는 걸 볼 수 있으니까요. 꼭 골라도 수술 후유증으로 고생한 분들의 사례만 앞뒤로 나열하여 독자가 불안감과 공포감을 느끼게 만듭니다. 개인 경험이 마치 전부인 것처럼 도수치료나 약침치료, 심지어 탕제가 유일한 해결책인 것처럼 포장하기까지 합니다.

그런데 전문의로서 꼭 드리고 싶은 말씀이 있습니다. 현재까지 척추수술은 우리가 고려할 수 있는 선택지 중에서 그 어떤 치료법보다 안전성과 효과가 증명된 최선의 답변이라는 사실입니다. 환자에게 무작정 수술을 권하는 비양심적인 의사는 거의 없습니다. 대부분 수술이 결정되기 전에 일련의 보존적 치료를 권하고 제안하기 마련이며, 다른 대안이 없다면 수술을 선택하는 것이죠. 어쩌면 과거 한때 척추수술이 낳은 여러 부작용이 다양한 루머가 되어 수술에 대한 괜한 우려와 의구심을 낳았을지 모릅니다. 그러나 시대가 많이 바뀌었습니다. 그간 수술 기법과 장비의 비약적인 발전에 힘입어 오늘날 척추수술은 매우 안전하고 검증된 치료 방법으로 거듭나고 있으니까요.

수술은 최후의 가장 확실한 선택지입니다. 일반적으로 첫 번째 단계는 약물치료입니다. 가벼운 통증을 호소하는 환자에게 처방전이 있는 근육이완제나 소염제 등을 처방하여 치료합니다. 약물로 통증이 잡히고 무리 없이 일상생활에 복귀하면 좋겠지만, 통증이 지속된다면 다양한 물리치료를 병행합니다. 통증이 발생하는 원인을 파악하고 도수치료나 운동치료를 통해 허리 근육을 이완하고 강화하는 게 물리치료의 목적입니다. 운동은 평소 척추 건강을 위해 필수적이지만, 이미 디스크나 협착이 상당 부분 진행된 환자에게 과도한 운동은 도리어 문제를 키울 수 있습니다.

약물과 물리치료로 효과가 부족할 때 시도할 수 있는 것이 주사치료(신경차단술)가 있는데 증상의 호전이 빠르고 효과적입니다. 신경이 압박된 부위에 약물을 주입하여 염증을 씻어내고 신경을 안정시켜주죠. 주사약은 여러 가지 성분으로 구성되며, 저용량의 스테로이드 제제를 포함하는 경우가 있어 당뇨환자들에게는 주의가 필요합니다. 주사제가 염증을 일시적으로 완화해 줄 수는 있지만, 신경 압박에 대한 근본적인 해결책은 될 수 없습니다. 주사치료에 어느 정도 반응이 있지만, 증상 완화가 부족한 경우, 수술적 치료를 진행하기 전에 특수시술을 시도해 볼 수 있습니다. 특수시술은 특수 장비를 이용하여 주사치료로 해결하지 못하는 부분을 해결하여 효과가 좋습니다. 대표적으로 경막외신경성형술, 풍선신경성형술, 고주파수핵성형술 등이 있죠. 물리치료는 다음 장에서 자세히 설명하고, 이번 장에서는 약물치료와 주사치료에 대해 소개할까 합니다.

비수술적 치료	수술적 치료
aka. 보존치료 약물치료(소염진통제, 근육이완제 등) 물리치료(도수치료, 운동치료 등) 주사치료(신경차단술) 특수시술 (신경성형술, 풍선신경성형술 등)	현미경 척추수술 내시경 척추수술
신경 압박 상태가 심각하지 않을 때 보존치료로 수술 대체 효과가 있을 때 통증 정도: 1~7구간	신경 압박 상태가 심각할 때 기존의 보존치료에 효과가 없을 때 통증 정도: 8~10구간

비수술적 치료와 수술적 치료의 판단 기준

약물치료

약물치료는 허리가 아픈 환자에게 제일 먼저 시도해 볼 수 있는 치료법입니다. 약물치료에는 소염진통제와 근육이완제가 쓰이며 대부분 두 가지 약물이 함께 투여됩니다. 이름에서 알 수 있듯이, 소염진통제는 염증[炎]을 없애주고[消] 통증[痛]을 진정시키는[鎭] 약물입니다. 척추에 염증이 생기면 몸에서 열이 나고 해당 부위가 붓고 통증이 생깁니다. 소염진통제는 이러한 증상을 완화해 주는 데 쓰입니다. 일반적으로 국내에서 쓰이는 비스테로이드성 소염진통제로는 이부프로펜이나 나프록선, 세레브렉스 등이 있습니다. 소염진통제를 장기 복용할 때는 속쓰림을 동반한 위궤양 및 위장 출혈을 일으킬 수 있기 때문에 위장보호제를 함께 복용하고, 항혈전제를 복용하는 분은 단기간만 사용하는 게 좋습니다. 또한 소염진통제의 장기 복용은 콩팥(신장)의 손상을 유발할 수 있어 신장 기능이 저하된 분은 복용에 주의가 필요합니다.

근육이완제는 말 그대로 척추 주변의 경직된 근육[筋肉]을 이완[弛緩]하고 풀어주는 약물입니다. 근육이 경직되면 안 그래도 아픈 허리가 더 아플 수 있기 때문에 근육의 긴장성을 완화해 주는 것이죠. 근육이완제는 기전에 따라 크게 중추성 근육이완제와 말초성 근육이완제로 나뉩니다. 중추성 근육이완제는 신경계에 있는 감각기관과 운동 반응을 이어주는 중추 신경세포에 작용하며, 신경으로 들어오는 통증 자극을 차단함으로써 근육을 풀어줍니다. 수축한 근육이 풀리면서 통증도 서서히 감소하는 효과를 얻을 수 있죠. 반면 말초성 근육이완제는 수술용 마취제로 쓰이는 경우가 대부분입니다.

소염진통제	근육이완제
근육, 인대, 관절, 신경 주변 염증 감소 장기간 복용시 신장손상, 위장출혈 위험 증상에 따라 중단과 복용 반복 권장 타이레놀은 해열진통제로 소염 효과가 없음	경직된 근육과 관절의 이완 전신 쇠약감, 구역증상시 중단 장기간 복용은 권장 안됨 급성 근육 경직시 주사제 효과 좋음

다양한 척추질환에 처방되는 소염진통제와 근육이완제

근육 통증이 시급한 문제라면 근육이완제를 쓰고, 염증과 함께 통증이 오는 경우라면 소염진통제가 적합할 것입니다. 보통 두 가지 약물을 함께 처방하는 경우가 많고, 약물치료를 시행할 때는 반드시 의사나 약사와 상담을 진행한 후에 결정해야 합니다. 약물치료에는 보통 물리치료가 동반합니다. 현실적으로 소염진통제와 근육이완제만을 처방하여 허리 통증을 잠재우는 데에는 일정한 한계가 있기 때문입니다. 냉온찜질이나 도수치료, 견인치료 등 약물의 효과를 극대화할 수 있는 다양한 물리치료가 추가되죠. 가장 중요한 건 전문가의 진단과 처방에 따르는 것입니다. 어느 방법이 좋다고 하여 자기 몸 상태를 전혀 고려하지 않고 무작정 따라 하다가 증세를 악화할 수 있기 때문입니다. 엄밀히 말해서, 약물치료는 대증요법에 가깝기 때문에 통증을 일으키는 원인과 문제의 근원을 치료하는 데 한계가 있습니다. 소염진통제와 근육이완제 모두 정확히 치료제라고 보기에 어렵다고 말하는 이유가 여기에 있습니다.

주사치료

약물치료로 효과를 보지 못한 환자는 주사치료를 고려해 볼 수 있습니다. 주사치료에는 스테로이드 주사제가 일부 포함되기도 하는데요. 우리가 책이나 검색을 통하여 알고있는 스테로이드라는 물질은 사실 우리 몸 부신에서 분비하는 호르몬으로 면역 및 염증 반응에 영향을 미치기 때문에 관절염이나 피부염 등 많은 염증 질환에 두루 쓰입니다. 주사치료는 소량의 스테로이드제뿐만 아니라 신경과 조직을 안정시켜주고 약물 흡수를 향상시키는 약제와 직접적인 통증완화를 위한 국소마취제 등, 여러 가지 약물을 혼합하여 사용합니다. 염증이 생긴 척추 신경 주변에 약물을 주입하여 염증을 줄이면서 신경을 차단하기 때문에 신경차단술nerve block로도 불립니다. 말 그대로 주사를 놓아서 척추 신경을 따라 이동하는 통증 신호를 의도적으로 차단하는 국소마취의 효과와 염증을 씻어내어 오랜 시간 통증을 완화시키는 효과를 얻을 수 있습니다.

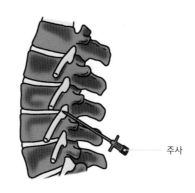

주사

문제가 되는 신경에 직접 주사를 놓는다.

신경차단술의 과정은 간단합니다. 특수 영상 장비를 이용하여 미세바늘을 척추 신경에 근접하게 접근시킨 뒤 조영제 등으로 안전한 위치를 파악하고, 준비된 약물을 주사하면 끝이죠. 한 번의 주사로도 통증이 상당량 줄어들고 증세가 완화합니다. 5~10분 정도로 시술이 간편하고, 주사를 맞은 이후 20~30분 정도 누워서 간단한 물리치료를 받거나 안정을 취한 뒤 바로 귀가하면 됩니다. 주사치료 중 하나인 내측분지차단술medial branch block은 우리가 허리가 삐끗하거나 목에 담이 들렸을 때처럼 급성 관절 및 근막통증 완화에 효과적입니다. 이런 상황에서 도수치료나 충격파치료를 받으면 환자는 도리어 심한 통증을 느끼고 병변 자극으로 통증이 심해지는 경우가 있기 때문에 무분별한 보존치료는 피하는 게 좋습니다.

문제는 언제 수술로 넘어가야 하는가 그 시기를 정하는 것입니다. 신경차단술은 당장 효과가 뛰어나기 때문에 수술을 적극적으로 고려해야 하는 상황에서도 순간적인 통증 완화를 위해 주사치료만 고집하는 경우가 많습니다. 반드시 명심해야 할 것은 주사치료는 통증을 잡는 데 효과적일 순 있지만 근본적인 치료라고 할 수 없다는 점입니다. 주사치료는 신경을 압박하는 병변에 대한 근본적인 치료가 될 수 없어 자칫 병을 키우고 후유증이 커질 수 있어 반드시 전문의를 찾아 정밀진단을 받고 근본적인 치료 방법을 찾는 것이 좋겠습니다.

한약과 침

내원하는 환자 중에 일부는 한약이나 약침을 시도하다가 허리 통증을 견디지 못해 결국 병원을 내원하는 분들이 계십니다. 어떤 분들은 대체의학에 의지하다가 수술 시기를 놓치는 일도 겪습니다. 요즘 인터넷에서 척추를 검색하면 한약과 약침을 홍보하는 광고를 자주 접할 수 있습니다. 환자에게 정확한 정보를 드려야겠다는 생각에 한두 군데 한의원 사이트에 접속하니 척추수술의 부작용과 함께 약침이나 수십만 원 호가하는 탕제湯劑를 처방하더군요.

일부 한의원에서는 방풍과 우슬, 오가피, 구척, 당귀, 두충, 오공 등 약재를 달여 골밀도를 강화하고 척추의 염증을 낮춘다며 탕약을 홍보하고 있습니다. 그렇다면 과연 한약과 침은 허리통증에 얼마나 효과가 있을까요?

일반적으로 경혈에 놓는 침과 달리, 약침藥鍼은 두충과 우슬, 오가피 같은 약재 추출물을 주사기에 넣어 만듭니다. 겉으로 보기에 주사치료와 구별이 안 되기 때문에 한의원에서 놓는 약침이 스테로이드 주사제라고 착각하는 분들이 많은데요. 사실 약침에 쓰이는 약물과 스테로이드 제제는 전혀 다른 물질입니다. 국내 의료법상 한의사는 스테로이드를 처방하거나 주사할 수 없기 때문이죠. 한의원에서는 약침이 도리어 스테로이드 주사제와 달리 부작용이 없고 인체에 무해한 한약 추출물이며 환자의 연령이나 체질에 상관없이 하루에 여러 번 맞을 수 있다는 점을 강조합니다. 또한 의료보험 적용으로 한 번에 3천 원만 내면 손쉽게 맞을 수 있기 때문에 경제적이라는 말도 잊지 않습니다.

한의학을 비롯한 대체의학의 효용성에 대해 의료진들 사이에서 회의적인 시각이 많은 건 사실입니다. 최근 천수근이라는 한약재가 척추측만증에 좋다는 기사가 사람들의 관심을 끌기도 했습니다. 무엇보다 과학적으로 한약재의 효능을 입증하는 데 한계가 있으며 이를 통해 척추협착증이 나았다는 사례는 흔치 않습니다. 또한 한의원마다 처방이 다르겠지만 일반적으로 시중 한의원에서 사용하는 약침은 근본적인 척추 문제를 해결하기보다는 통증을 완화하는 데 그 목적이 있습니다. 한방으로 허리 통증이 잡힌다면 더

없이 좋겠지만, 만약 그렇지 못할 때는 여기저기 병원을 전전하며 이중 삼중으로 비용이 들어갈 수 있으니 신중한 판단이 필요합니다.

소영 씨가 받은 풍선신경확장술

하루는 50대 여성 소영 씨(가명)가 엉금엉금 기다시피 병원에 내원했습니다. 몇 개월 전부터 허리도 아프고 다리도 저린 게 잘 걷지 못하자 그는 동네 병원을 찾았고, 거기서도 별다른 차도가 없자 급기야 수술을 해야 한다는 청천벽력 같은 진단을 받았다고 합니다. 허리 수술 잘못 하면 걷지도 못할 수 있다는 생각에 덜컥 겁을 집어 먹은 그녀는 주변에 척추수술을 제일 잘 하는 곳이 어딘지 수소문하다가 오게 되었다는 거였죠. "아는 분이 이 병원이 수술을 잘 한다기에 왔어요." 아픈 허리를 이끌고 대중교통을 타고 먼 거리를 달려왔을 환자를 생각하니 미안한 마음과 함께 더 열심히 진료해야겠다고 다짐했습니다. 핼쑥한 모습을 보니 벌써 몇 달은 허리 때문에 고생한 게 역력했습니다. 조심스럽게 증상을 물어보았습니다.

"아파서 통 걷지를 못하겠어요."

소영 씨의 답변은 자기 허리가 이미 심각한 수준이라고 항변하는 듯 했습니다. 일단 다리가 지릿지릿 저리고 엉치뼈가 욱신욱신 아프고 허리도 아프다는 겁니다. 누워있거나 앉아있으면 잘 모르는데 일어서서 걸으려고 하면 종아리에 통증이 느껴져 제대로 보행할 수 없는 걸 파행증상이라고 하는데, 그녀는 전형적인 간헐성 하지파행증 환자였습니다. 언제부터 이렇게 아팠는지 묻자 증상이 나타난 지는 3~4개월 정도 되었다고 했습니다. "다니던 병원에서 약도 먹고 물리치료도 해봤는데 증상이 나아지기는커녕 더 나빠지는 거 같아 의사는 수술을 빨리 하자더군요." "네 그러셨군요. 그동안 얼마나 힘드셨어요? 일단 제가 한 번 보겠습니다."

　일단 환자를 진정시키고 천천히 증상을 살폈습니다. 그런데 신경학적 검진 결과 환자가 호소하는 통증만큼 신경 손상에 의한 증상이 많이 진행되지는 않았어요. MRI도 다시 확인해 보니 척추협착이 진행되었지만 그리 심각한 상태는 아닌 것으로 보였습니다. 여러 군데 협착이 있지만 다행히 신경이 완전히 막히진 않았고 신경길이 아직 열려있는 상황으로 보였죠. "환자분, 신경마비가 없어서 당장 수술은 필요 없을 거 같아요. 이런 경우에는 신경주사치료 먼저 해보는 것이 좋겠습니다." MRI에서 확인된 원인 부위에 직접적인 신경주사치료를 먼저 시행했습니다. 주사치료를 하고 1주 후 다시 진찰하면서 "주사치료하고 증상이 좀 어떠세요?" 그랬더니 처음보다 낫다고 했습니다.

　하지만 1주일쯤 지나니 다시 통증이 심해지는 양상으로, 생활이 영 편치 않다고 했습니다. 소영 씨의 얼굴은 이전보다 훨씬 경직되어 있었죠. 이제 큰 수술을 받아야 하나 보다 오만가지 걱정을 다하고 있었습니다. "신경주사에 반응은 괜찮은 편이어서 수술보다는 특수시술을 해보는 편이 좋을 거 같아요." "예? 뭐라구요?" 소영 씨는 자신이 잘못 들었나 싶어 다시 한번 물었습니다. 저는 지금 그녀가 파행증상이 이따금 찾아오는 수준이며 신경이 완전히 막혀서 감각이 떨어지거나 마비가 오는 상태가 아니기 때문에 수술보다는 풍선을 이용한 시술이 더 바람직한 접근 같다고 차근차근 설명해 드렸습니다. 반신반의하는 그녀에게 저는 나중에라도 상황이 나빠져서 수술을 진행해야 한다면 그때도 늦지 않으며, 보존치료에 반응이 있다면 일단 보존치료를 먼저 해보는 게 옳은 것 같다고 소신을 밝혔습니다.

그래서 수술을 받으러 왔던 소영 씨는 수술 대신 풍선신경확장술balloon neuroplasty을 받았습니다. 특수 제작한 관을 꼬리뼈를 통해 삽입하고 관 끝에 연결된 풍선을 팽창시켜 협착이 진행된 부위에 공간을 만들어 주는 시술입니다. 이렇게 벌어진 공간에 약물 치료를 병행하면 신경 구멍이 넓어져 증세가 호전되곤 하죠. 시술 이후 운동치료를 병행했더니 아파서 엉금엉금 기었던 소영 씨의 증세는 온데간데없이 싹 사라졌습니다. 수술을 결정하고 병원을 찾았던 그녀는 보존치료로 상태가 좋아지자 연신 감사의 마음을 전했습니다. "저는 꼭 수술해야 하는 줄 알고 왔는데 수술 없이도 이렇게 허리가 좋아져서 너무 감사합니다."

협착증이라고 해서 모두 수술이 필요한 게 아닙니다. 결국 나이가 더 들어서 협착증이 진행되면 불가피하게 수술을 진행할 수밖에 없겠지만, 시술로도 충분한 효과를 볼 수 있는 상황이라면 수술은 추후에 고려하는 것이 좋죠. 특수 제작된 풍선을 삽입하여 협착된 부위를 확장하고 약물을 주입하여 유착된 신경을 풀어주는 풍

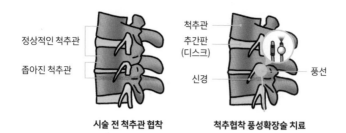

정상적인 척추관

좁아진 척추관

척추관

추간판
(디스크)

신경

풍선

시술 전 척추관 협착　　　　　**척추협착 풍성확장술 치료**

선신경확장술은 수술에 공포감을 갖는 환자에게 좋은 대안이 되어
줍니다. 특히 심한 내과적 질환으로 전신마취에 부담을 갖는 환자
라면 해당 부위를 절개하지 않고도 풍선이 탑재된 2.5밀리미터 직
경의 특수 카테터를 이용하여 간단히 시술할 수 있어서 흉터나 상
처를 남기지 않고 환자가 바로 일상에 복귀할 수 있게 해줍니다.

12장 | 척추, 과연 운동으로 고칠 수 있을까?

세상에서 가장 빠른 인간, 소위 '총알 탄 사나이'이자 100미터 달리기 세계 기록 보유자인 자메이카의 '갈색 탄환' 우사인 볼트는 선천적으로 허리가 휜 척추측만증을 안은 채 태어났다고 합니다. 달릴 때 좌우 밸런스를 유지하기 힘들었던 볼트는 세계 어느 대회에 참석하든지 항상 자메이카 올림픽팀 공식 지압사를 대동했다고 전해지죠. 한번은 자신의 비정상적인 척추를 교정하기 위해 수술을 권하는 의료진에게 이렇게 말했다고 합니다. "제 몸에 칼을 댄다면 다시는 달릴 수 없을지 모릅니다." 스프린터를 꿈꾸던 그에게 큰 장애물이 정작 허들이 아니라 수술용 메스였다는 사실은 우리에게 많은 시사점을 던져 줍니다. 만약 볼트가 굳이 칼을 대지 않아도 허리를 교정할 수 있는 방법이 생각보다 훨씬 많다는 사실을 알았더라면 어땠을까요?

저는 내원한 환자가 우사인 볼트처럼 수술을 꺼리는 걸 종종 봅니다. 어찌 보면 당연한 일입니다. 예로부터 우리 사회에는 신체발부 수지부모身體髮膚 受之父母라는 말처럼 조상으로부터 받은 몸은 터럭 하나라도 지켜야 한다는 유교 사상이 깔려 있습니다. 하지만 이 말의 진정한 의미는 우리 몸에 칼을 대지 말라는 의미보다는 살아있는 동안 신체를 건강하게 유지하는 데 최선을 다하라는 게 아닐까요? 어쩌면 살아있는 동안 이 병 저 병으로 골골하는 것보다 언제가 됐든 죽을 때까지 건강하고 튼튼한 몸을 갖고 열심히 살아가라는 의미일 겁니다. 그런 의미에서 운동으로 척추 건강을 유지할 수 있다면 이보다 더 좋은 일은 없을 겁니다.

운동은 영어로 엑서사이즈exercise입니다. 말 그대로 나쁜 자세나 습관[work]을 잘라내 버린다[out]는 뜻입니다. 어떤 의미로 운동은 일상의 불균형과 관성을 깨뜨리는 행위입니다. 한 번 정지한 물건은 계속 정지하려고 하고, 한 번 움직이는 물건은 계속 움직이려고 하는 성질이 바로 관성인데요. 일상의 나쁜 관성, 부정적인 자세, 척추에 무리를 주는 행동을 내 몸에서 제거하는 것이 바로 운동입니다. 우리 몸은 최소한의 에너지(지출)로 최대의 이익, 즉 가장 이상적인 건강 상태를 유지하고자 합니다. 저는 환자들에게 이를 종종 '생존 경제학'이라고 일러줍니다. 신체 한 곳에 문제가 발생하면 당장 몸은 생존 경제학을 활용합니다. 다른 곳으로 가는 에너지를 최소화하고 문제가 불거진 부위에 모든 힘을 결집하죠. 한마디로 몸은 자동으로 '선택'과 '집중'을 하는 거죠.

척추질환도 마찬가지입니다. 에너지를 결집하는 방편으로 평소 허리운동을 해주면 몸은 그곳에 에너지를 집중합니다. 허리가 아프고 다리가 저리면 이미 늦습니다. 지금 늘어지는 관성을 깨야 합니다. 평온하고 잠잠했던 일상을 깨고 비상을 위해 새로운 날갯짓 하는 발버둥이 바로 운동입니다. 경제학에서는 이를 '창조적 파괴'라고 부른답니다. 많은 이들이 생각하는 것처럼 파괴는 기존 질서에 대한 위협이 아니라 도리어 새로운 도약을 위한 혁신을 가져다주는 기회가 됩니다. 이번 장에서는 운동요법으로 척추질환을 예방하는 방법들을 하나씩 살펴보겠습니다.

도수치료

제일 먼저 도수치료徒手治療에 대해 언급하겠습니다. 도수치료는 전문화된 물리치료 중 하나로 물리치료사가 맨손으로 허리를 누르고 맞춰서 잘못된 자세로 인한 신체 불균형과 근육 뭉침, 만성통증을 풀어주는 요법입니다. 흔히 카이로프랙틱chiropractic으로도 불리며 마사지부터 관절가동술까지 광범위한 술기가 포함됩니다. 잘 모르는 사람들이 추나요법과 혼동하는 경우가 있는데, 엄밀히 말해 도수치료와 추나요법은 그 형식과 주체가 다릅니다. 도수치료가 정식 자격증을 갖춘 물리치료사가 손으로 근육을 풀어주는 데 중점을 둔 것이라면, 추나요법은 한의사가 기구를 사용해 관절과 뼈를 맞추는 데 중점을 둔 요법입니다. 국내에서 추나요법은 흔히 '추법推法'과 '나법拿法'이 합해진 수기요법을 일컫는데, 여기서는 자세한 설명을 생략하겠습니다.

도수치료는 허리통증과 같은 척추질환이나 근육질환에 활용되는데요. 주로 척추나 골반의 불균형, 근육통증, 잘못된 자세로 인한 신체 불균형, 만성통증을 해결하는 목적으로 실시합니다. 도수치료는 크게 관절가동술과 관절교정술, 연부조직가동술, 신경가동술, 안정화운동으로 이루어져 있습니다. 관절가동술joint mobilization은 사지의 근육을 풀어주어 운동신경을 활성화하고 해당 관절이 원만하게 움직일 수 있도록 돕는 술기입니다. 반면 관절교정술joint manipulation은 퇴행성관절염이나 오다리, 엑스다리 등 휜 다리의 무게중심을 이동시켜 자세를 교정하는 술기입니다. 연부조직가동술soft tissue mobilization은 근육이나 인대, 신경, 근막, 혈관 등 연부조직을 이완시켜 경직 현상을 풀어주고 통증을 없애 기능이 회복하도록 돕는 치료법입니다. 신경가동술neural mobilization은 뭉친 근육을 풀어주고 신경주행로를 확보하면서 허리나 목, 어깨통증을 없애주는 술기입니다.

도수치료의 장점은 우선 수술 없이 증세를 완화해준다는 점입니다. 수술이 무서운 환자라면 한 번 도전해볼 수 있겠죠. 제대로 시술을 진행하면 허리디스크나 척추측만증 같은 척추질환과 무릎과 손목, 턱관절 등 관절질환은 물론 요통질환, 두통, 자율신경질환 등 다양한 근골격계 및 신경계 질환 치료에 효과적인 대안이 될 수 있습니다. 다만 도수치료는 사람이 직접 맨손으로 시행하는 치료법인 만큼 치료사의 경험과 실력에 따라 치료 효과가 크게 달라질 수 있습니다. 아무래도 실패를 줄이려면 검증된 전문 재활치료

병원을 선택하는 게 좋을 겁니다. 그리고 반드시 명심해야 할 것은 추간판탈출증으로 이미 마비 증세가 온 경우, 신경 손상이 오래 지속하여 근육 위축이 심한 상태에서는 척추 전문의의 진단과 치료가 먼저 이뤄져야 한다는 겁니다.

물리치료

물리치료는 가장 기본적인 보존적 치료로서 약물치료, 주사치료, 도수치료 등과 병행하여 시행합니다. 물리치료物理治療는 말 그대로 물리적인 힘을 허리에 가해서 증상을 완화하고 통증을 줄이는 치료법입니다. 앞서 언급한 도수치료 역시 넓게 보면 물리치료의 하나라고 할 수 있습니다. 물리치료에는 대표적으로, 온열치료와 전기자극치료 등이 있으며, 대부분은 국내 어디서나 손쉽게 받을 수 있습니다. 먼저 온열치료溫熱治療는 말 그대로 핫팩이나 적외선기기 등을 이용해 피부조직에 열을 가해 혈관 확장을 유도해 자체적으로 혈액순환을 돕는 치료법입니다. 혈액순환이 원활하면 허리통증이 줄어들고 자연스레 뭉친 근육이 풀어지며 움직임이 좋아지죠. 피부층이 아닌 척추 주위 근육까지 깊숙이 열을 보내기 위해서는 초음파나 단파, 극초단파를 쏴서 5~8센티미터 안까지 열을 침투시켜 주기도 합니다. 이를 흔히 심부열 치료라고 합니다. 척추 수술을 받은 상처가 안팎으로 완전히 아물기 전에는 직접적인 온열치료는 피해야 합니다.

온열치료 외에 냉각치료도 있는데요. 허리를 삐끗하여 붓는 등 급성 허리통증이 발생하는 경우라면 온열치료보다 냉각치료가 더 좋습니다. 냉각치료는 세포 내 대사작용을 늦춰 손상 부위의 염증과 부종을 줄여주는 효과가 있고, 혈관을 수축시켜 내부 출혈을 줄여줍니다. 온찜질을 하게 되면 혈액순환이 증가하면서 도리어 염증과 부종이 더 심해질 수 있습니다. 특히 냉찜질은 마취 효과도 있어 통증을 줄이는 데 좋습니다. 냉찜질은 가정에서도 손쉽게 할 수 있습니다. 아이스팩이나 봉지에 얼음을 넣고 수건을 감싼 뒤 해당 부위에 15~20분 정도 찜질을 합니다. 동상에 걸릴 수 있기 때문에 시원하다고 해서 피부 위에 너무 오래 두지 않도록 주의합니다. 찜질이 추가적으로 필요하다면 1시간 이상 쉬었다가 다시 시도하면 됩니다.

한편 전기자극치료電氣刺戟治療에는 경피신경전기자극치료 transcutaneous electrical nerve stimulation와 간섭파치료interferential current therapy가 있습니다. 경피신경전기자극치료TENS는 전류를 이용하여 피부 아래 말초감각신경을 자극하여 다양한 원인의 통증을 잡는 치료법입니다. 이는 상처 주위나 통증 부위를 손으로 문지르거나 주물러 통증을 억제하듯이 신체에 기계적 자극을 주어 통증을 치료하는 원리입니다. 반면 간섭파치료ICT는 특수 장비를 통해 두 개 이상의 서로 다른 중주파 전류(3,000~6,000Hz 사이의 주파수)를 신체에서 교차시켜 발생된 저주파 간섭전류를 이용하여 통증을 잡는 방법입니다. 간섭파치료는 낮은 주파수의 강한 자극을 피부에 가할 때 통증을 동반하는 문제를 해결하기 위해 고안된 전기자극치료술입니다. 이처럼 전기자극치료는 운동 신경과 근육을 전기로 자극해서 근육 수축을 유도하고 감각 신경을 자극해서 통증 치료에 널리 이용되고 있습니다. 다만 동맥질환이나 심부정맥혈전증, 감염성질환을 갖고 있거나 체내에 인공심박동기를 심은 환자나 임산부, 피부질환자 등은 전기자극치료에 제한이 있습니다.

이 밖에 최근 물리치료에는 체외충격파치료extracorporeal shock wave therapy도 있는데요. 체외충격파치료ESWT는 본래 체내 결석을 부수는 데 활용했던 충격파를 허리에 쏴서 근육의 뭉침과 위축을 풀고 혈액순환을 원활하게 하기 위해 시행합니다. 몸 밖에서 충격파를 통증 부위에 가해 통증을 억제하고 혈관을 조성하도록 세포를 자극하는 방식입니다. 치료 효과가 뛰어나서 기존 약물치료나 물리치료로 호전되지 않는 만성근막통증에도 효과가 있습니다. 족저근막염이나 무릎질환, 테니스/골프 엘보, 아킬레스건염, 석회화건염, 오십견 등에 효과가 좋다고 알려져 있습니다. 충격파를 생성하는 특수 장비를 활용하기 때문에 다른 물리치료보다 치료 비용이 높습니다.

운동치료

위의 물리치료는 운동치료와 병행해야 시너지를 낼 수 있습니다. 물리치료의 목적은 스트레칭과 근육이완이기 때문에 적절한 운동 프로그램이 추가될 때 보다 쉽게 근력을 강화하고 척추질환을 예방할 수 있습니다. 첫 번째 운동치료는 역시 자세교정postural correction을 꼽을 수 있겠죠. 뭐니 뭐니 해도 척추엔 자세가 중요합니다. 자세교정은 적절한 관절 기능을 확보하여 본격적인 신체활동으로 운동치료에 임하는 데 도움을 줍니다. 현대인들은 하루 종일 자리에 앉아서 시간을 보내기 때문에 앉는 습관부터 제대로 하지 않으면 허리통증에 직접적인 영향을 미칠 수 있습니다. 물론 서 있는 자세나 걸음걸이도 빼놓을 수 없죠. 짝다리를 짚거나 몸을 한쪽으로 기울인 자세는 장기적으로 허리에 무리를 주기 쉽습니다. 자세와 관련해서는 17장에서 자세히 다루겠습니다. 급하신 분은 바로 해당 부분으로 넘어가서 내용을 먼저 읽어보는 것도 좋습니다.

운동치료라 하면 보통 근력강화운동strengthening exercise을 지칭합니다. 풀오버나 브렛젤, 플랭크, 스쿼트 등 다양한 근력강화운동으로 평소 허리 근육을 건강하고 튼튼하게 유지해야 합니다. 척추를 위한 운동은 전반적으로 기립근을 강화하는 쪽으로 집중되는데, 허리를 직접 굽혔다 폈다 하는 운동보다는 하체운동 또는 코어 근육을 자극하는 플랭크나 스쿼트를 하면 좋습니다. 운동을 할 때에는 충격을 완화해줄 수 있는 요가 매트를 깔고 그 위에서 해야 합니다. 다만 척추분리증, 전방전위증, 심한 측만증 등 구조적인 문제, 관절의 불안정성이 있는 경우에는 요가나 필라테스 등 관절을 많이 꺾는 운동을 피해야 합니다. 특히 척추분리증 환자가 무리하게 데드리프트를 치거나 스쿼트를 과도하게 할 경우 심한 척추 불안정성을 유발할 수 있어 각별한 주의가 필요합니다.

목 근육을 위해서는 허리와 등이 펴지는 운동이 필요한데요. 가까운 문구점이나 온라인몰에서 라텍스밴드를 구입하여 실내에 고정하고 당기면서 가슴과 등을 펴주는 운동, 탁자나 책상 모서리에 기대에 푸시업을 하면서 등을 펴주는 운동을 하면 목 근육이 자연스럽게 자극되면서 펴지게 됩니다. 물론 과욕은 금물, 과유불급입니다. 경추에 심한 협착증을 동반한 척수병증을 앓고 있다면 목을 반복적으로 뒤로 젖히는 자세에 주의해야 합니다. 특히 배드민턴, 배구, 축구, 다이빙 같은 종목은 목이 뒤로 과하게 젖혀질 수 있고, 이런 상황은 경추척수병증 환자들에게 갑작스러운 신경 손상을 유발할 수 있어, 각별히 주의를 요합니다.

이 밖에 유산소운동과 유연성운동도 허리통증에 좋습니다. 유산소운동aerobic exercise에는 흔히 에어로빅, 걷기, 조깅, 줄넘기, 수영 등이 있으며 모든 운동의 기본이라고 할 수 있습니다. 신체의 신진대사를 높이고 혈액순환을 원활히 하여 전반적인 면역력을 올립니다. 반면 유연성운동flexibility exercise에는 골반경사운동, 슬괵근 신장운동, 고관절 신전운동, 아킬레스건 신장운동 등이 있습니다. 구체적으로 윌리엄스 운동이나 메켄지 운동이 인기 있는 것 같습니다. 유연성운동은 척추 및 관절 유연성을 제고하고 근육과 인대를 늘여 허리를 풀어주는 데 유용합니다.

지금까지 언급한 모든 비수술적 치료에는 하나의 대전제가 있습니다. 바로 척추가 보존치료로도 회복 가능한 상태에 있어야 한다는 겁니다. 우리 몸은 자기치유력이 뛰어나 질서와 리듬이 깨지면 바로 복원하려는 경향이 있습니다. 자세가 비뚤어지고 허리가 무너졌다면 물리치료를 통해 금세 원상태로 돌이킬 수 있습니다. 하지만 병이 상당히 진행된 경우라면 이야기가 달라집니다. 이미 디스크나 협착증이 악화된 상태로 신경 손상이 심하거나, 후관절의 불안정성이 심한 경우는 최후의 수단으로 수술을 고려하지 않을 수 없습니다. 그리고 수술이 마지막 선택지라면 결정은 빠르면 빠를수록 좋습니다. 답답할 정도로 물리치료나 운동치료만으로 병을 고치겠다고 욕심을 부리다가 병만 키울 수 있으니까요. 다음 장에서는 수술을 선택해야 하는 경우, 수술 과정과 방식에 대해 이야기하도록 하겠습니다.

13장

**척추수술,
꼭
해야 한다면**

최근 유튜브나 인터넷을 통해 척추질환에 관한 정보를 얻다 보
면 하나의 공통점을 발견할 수 있습니다. 그건 다수의 콘텐츠에서
척추수술을 금기시하는 주장이 주를 이루고 있다는 점입니다. '섣
불리 척추를 열었다간 큰일 난다.' '척추수술 함부로 하는 거 아니
다.' '허리수술을 권하는 병원은 절대 가지 마라.' 등등 말도 세고 무
섭기까지 합니다. 세상에 수술 좋아할 사람은 없습니다. 심지어 의
사도 수술이 무서우니까요. 아무리 간단한 수술이라도 신경을 다
루어야 하고, 변수가 수반될 수밖에 없기에 의사는 수술실에 들어
가기 전 마지막까지 작은 변수 하나라도 놓치지 않으려고 극도의
초긴장 상태가 되기 일쑤입니다.

한편으로는 이런 생각도 듭니다. '도리어 의료 비즈니스가 이런
심리를 역이용하는 건 아닐까?' 정보를 찾을 때 애초에 수술을 원

하지 않는 환자라면 자기도 모르게 불편한 정보는 거르고 자기에게 유리한 것만 받아들이는 경향이 있겠구나 싶습니다. 이를 이용하여 병원 이름을 더 노출하기 위해 자극적인 내용을 써가며 척추수술에 대해 부정적인 정보를 방출하는 건 아닐까 하구요. 저는 오로지 돈을 벌기 위해 환자에게 무턱대고 수술을 권하는 의사는 세상에 없다고 생각합니다. 현실적으로 대한민국에서 수술을 해서 그렇게 많은 돈을 버는 것도 아닙니다. 아무리 의사가 개인사업자라 해도 이익을 추구하기 전에 존엄한 사람 생명을 다루는 의사이자 또 다른 한 명의 동료이기 때문이죠.

저는 언제나 환자들에게 '수술은 최후의 선택지이자 최선의 해결책'이라고 말합니다. 척추수술, 꼭 해야 한다면 해야 합니다. 그것도 좋은 병원에서 실력 있는 의사가 집도하는 수술을 받아야 합니다. 내일은 늦습니다. 의사가 수술을 하자고 말한다면 거기에는 충분한 이유가 있습니다. 미루거나 피하거나 망설이지 말고 제때 수술해야 빨리 완치될 수 있습니다. 늦으면 그만큼 손해입니다. 의사의 허리가 잘못되는 게 아니라 환자 본인의 허리가 잘못되기 때문이죠. 이번 장에서는 제가 그간 여러 사례를 통해 나름대로 정리한 '척추수술, 반드시 해야 하는 기준'을 최대한 쉽게 설명해 보겠습니다.

척추수술, 반드시 해야 하는 기준

참 안타까운 일이지만 오늘날 많은 환자가 자신이 어떤 치료를 받고 있는지 정확하게 모르는 경우가 많은 것 같습니다. 여기에는 양쪽에게 다 책임이 있는데요. 의료진이 충분히 설명을 해줘도 복잡하고 어려운 의학적 개념이 이해되지 않아서일 수도 있지만, 치료하는 의사도 시간에 쫓기다 보니 정작 환자에게 치료 방향을 충실히 전달하지 못해서, 혹은 안 해서 그럴 수 있다고 생각합니다. 척추수술 역시 자신의 등에서 벌어지는 일련의 의료행위인데 당사자인 환자는 어떤 방식의 치료가 진행되는지 잘 모르는 일이 일어납니다. 여기서 먼저 수술과 시술을 구별해야 합니다. 시술施術은 주로 증상 완화를 위해 주사치료 혹은 특수 기구나 방법을 이용한 치료이며, 병변을 제거하는 게 아니라서 때로는 증상의 재발과 병변의 악화를 방치할 위험이 있습니다. 반면 수술手術은 병변을 제거하거나 구조를 변경하여 근본적인 해결에 도달하는 치료 방법으로 병인론의 관점에서 직접적인 원인을 없애는 거라 만족감이 높습니다.

성형외과에서도 시술과 수술이 전혀 다르듯, 척추치료에서도 시술과 수술은 구별됩니다. 시술은 통증을 잠시 줄여줄 뿐 근본적인 문제 해결이 아닐 때가 많죠. 여러 좋다는 시술을 이것저것 하다가 결국 수술대에 눕게 되는 환자가 많은 것 같습니다. 그렇게 시간은 시간대로 허비하고, 돈은 돈대로 버리고, 애는 애대로 쓰다가 원치않는 결과를 받아 들게 됩니다. 정말 안타까운 일입니다. 따라서 의사가 환자에게 수술을 고려할 때는 환자의 상태가 최소한 다음과 같은 경우이기 때문이라고 이해하면 좋겠습니다.

1. 약물치료나 물리치료, 시술 등 기존의 비수술적 보존치료를 적극 시행했음에도 좀처럼 통증이 완화되지 않고, 여전히 일상생활에 큰 불편함을 주는 경우
2. 신경 결손, 즉 감각 기능이나 운동 기능에 문제가 발생하여 일상생활에 큰 불편함을 주는 경우
3. 통증 및 신경결손증상이 점차 악화되는 경우
4. 기타 보존치료로 해결할 수 없는 복잡한 병리 상황에 놓인 경우

처음에는 약물치료나 물리치료를 하면서 경과를 보는 게 일반적이지만, 기존의 비수술적 보존치료가 더 이상 의미가 없는 경우가 있습니다. 좀처럼 통증이 완화되지 않거나 여전히 일상생활에 큰 불편함을 주는 경우죠. 통증 완화를 위해서 고용량의 진통제나 소염제, 항우울제 등을 장기간 복용하면 내부 장기에 이상을 초래할 수 있고 약물에 내성이 생길 수도 있습니다. 이런 경우에는 통증의 원인이 되는 병변을 근본적으로 개선하는 수술치료를 진행해야 하고, 장복하던 약물은 줄이거나 끊을 수 있도록 유도하며 대신 적극적인 운동치료를 병행할 수 있게 해야 합니다.

통증 외에도 신경 손상의 증상들 예를 들면, 발바닥이나 손바닥의 감각이 둔해지고 먹먹한 느낌이 드는 감각저하의 소견, 또는 손발에 힘이 빠지고 물건을 종종 놓치거나, 보행에 이상이 발생하는

등 운동 기능 저하가 발생하는 경우가 있습니다. 이는 척추에서 척수신경 또는 신경 뿌리가 디스크나 협착증, 뼈 돌기에 발생한 병변 등에 의해 심한 압박을 받았기 때문입니다. 이미 신경 손상이 진행되었다는 사실을 보여주는 증상이죠. 손상된 상태가 계속되면 영구적인 손상이 일어나 추후 뒤늦게 수술해도 회복이 더디거나 심한 후유증이 남을 수 있습니다. 이제 결정의 순간만이 남았습니다.

수술을 결정해야 한다면

적잖은 환자가 옆집 할머니는 신뢰하면서 정작 의사의 말은 믿지 않는 경우를 봅니다. 그럴 때마다 '정말 이 정도로 의사에 대한 사회적 신뢰도가 떨어졌나?'라는 자괴감이 들다가도 한편으로는 '사람들이 척추수술을 정말 싫어하는구나.'라는 안타까움이 앞섭니다. "옆집 할머니가 척추에는 절대 칼을 대지 않는 거래요."라고 말하는 이들을 보면서 환자가 되면 듣고 싶은 소리만 듣고, 듣기 싫은 소리는 아예 걸러버리는 게 당연하다는 생각도 듭니다. 그런데 이것 하나는 분명합니다. 옆집 할머니나 앞집 아저씨, 뒷집 아줌마, 의사 친구, 심지어 절대 척추수술 하지 말라는 책의 저자도 여러분의 척추 건강을 책임지지 않는다는 겁니다. 말대로 안 됐다고 해서 나중에라도 이들에게 손해배상을 청구할 수 없다면, 지금 여러분의 척추를 가장 잘 알고 있는 전문가의 말을 한 번 믿어보는 게 좋을 겁니다.

'약은 약사에게, 진료는 의사에게'라는 말이 있습니다. 수술적 접근을 고려해야 하는 상황이 발생하면, 척추 전문의를 찾아 정밀 검사 및 진단을 받고, 여러 가능성을 심사숙고한 다음 치료 방침을 결정하는 게 좋습니다. 치료 효과가 없고 개선이 크지 않은 상황에서 이전과 동일한 방법의 비수술적 접근을 고집하는 의사라면 다른 전문의를 찾아 다른 의견을 듣고 치료를 진행하는 것도 좋은 방법입니다. 여기에서 반드시 유념해야 하는 것은 비수술적 치료와 수술적 치료를 같이 진행하는 의료진은 수술이 필요한 시점을 보다 객관적으로 판단할 가능성이 높으나, 비수술적 치료만을 주로 시행하는 의료진은 수술 선택에 있어 판단이 늦어질 수 있다는 점입니다.

물론 수술적 접근은 가능한 한 보수적인 관점을 유지해야 합니다. 언제나 최악의 시나리오를 상정하고 그에 대비하면서 수술에 임해야 하기 때문이죠. 그럼에도 불구하고 마냥 결정을 미루고 적절한 때를 기다리는 건 보수적인 관점도, 이상적인 방식도 아닙니다. "내 친구가 의산데…"하면서 내 건강에 책임을 1도 지지 않을 남의 이야기를 신줏단지처럼 붙들고 있지 말고 가장 신뢰할 수 있는 의료진의 조언을 과감하게 수용해야 합니다. 남의 이야기를 듣는 귀를 조금이라도 돌려 내 척추 상태를 가장 잘 아는 의사의 이야기에 집중하는 게 수술의 적기를 놓치지 않는 첫 걸음입니다.

또 하나 알아야 할 것은 수술적 치료 역시 비수술적 치료처럼 매우 다양하다는 사실입니다. 기존의 절개를 통한 현미경수술 외에도 내시경을 통한 척추내시경수술, 내시경의 종류에 따라 단방향척추내시경수술, 양방향척추내시경수술 등 다양한 옵션이 환자 앞에 놓여 있습니다. 각각의 수술 기법은 치료 방법이 갖고 있는 고유한 장점뿐 아니라 단점도 있기 때문에 다양한 술기를 자유자재로 구사할 수 있는 숙련된 전문의를 찾아 치료 방법을 논의하고 수술 방향을 결정하는 게 좋습니다. 현실에서는 짜장면과 짬뽕, 탕수육 등 모든 메뉴를 파는 중국집보다 짜장면 단일 메뉴를 고집하는 중국집이 더 전문적일지 몰라도 척추병원은 여러 수술 옵션이 가능한 곳이 더 전문적입니다.

간혹 척추내시경치료를 수술이 아닌 시술이라고 환자에게 설명하거나 홍보하는 경우를 보는데, 대중에게 잘못된 인식을 심어줄 수 있어 주의가 필요합니다. 척추내시경치료는 병변의 제거를 통한 치료가 기본 원리기 때문에 시술이 아닌 수술에 포함됩니다. 광범위한 절개가 아닌 좁은 구멍을 통해 수술을 진행하다 보니 환자도 내시경수술을 시술로 오인하는 경우가 있는데, 그럴 때마다 저는 시술이 아니라 수술임을 정확히 알려줍니다. 척추내시경수술은 고도의 전문성과 풍부한 기술을 필요로 하기 때문에 의사 입장에서 현미경수술에 비해 많은 경험과 숙련도가 필요합니다. 이에 현미경수술에 비해 실패율이 공존하는 게 현실이므로 수술을 결정하기 전에 내시경수술에 충분한 숙련도를 지닌 전문의를 찾는 일을 먼저 해결해야 합니다.

14장 수술, 이렇게 해야 척추가 바로 섭니다

척추내시경수술의 역사는 생각보다 짧습니다. 이미 오래전부터 흉부외과에서는 개복술 대신 내시경수술이 흔히 사용되었지만, 척추수술에서는 1990년대에 들어서야 내시경이 활발하게 응용되기 시작했으니까요. 처음에는 하나의 구멍(원 포털, 단일공)에 내시경과 수술 기구를 삽입하여 수술하는 단방향내시경수술이 주를 이루었습니다. 다만 작은 내시경을 이용한 수술은 집도하는 의사가 손에 기술을 익히고 안정된 실력을 얻을 때까지 상당한 시간과 노력이 필요했고, 그 기간까지 수술에서 불완전한 결과를 얻을 가능성이 높아 기존의 현미경수술을 완전히 대체하지 못했습니다. 게다가 기존 현미경수술의 장비를 활용할 수도 없어 병원은 수술을 위해 고가의 내시경장비를 따로 구비해야 했죠. 결국 미숙한 의사는 도로 자기에게 익숙한 기존 수술 방식으로 돌아가는 사태가 빚어지기도 했습니다.

그러다가 2010년대 이후 두 개의 구멍(투 포털)을 내고 한 곳에는 내시경을, 다른 곳에는 수술 도구를 넣어 양쪽에서 수술하는 양방향내시경수술이 시도되기 시작했습니다. 2016년경, 어느 정도 수술 사례가 쌓이면서 학계와 업계에서 '양방향내시경unilateral bioportal endoscopy'이라는 용어가 처음 정착하게 되었죠. 여기서 '양방향'이라는 뜻은 척추 부위에 낸 두 개의 통로를 통해 하나로는 내시경이 들어가고, 나머지 하나로는 다양한 수술 기구가 통과한다는 의미입니다. 기존의 단방향내시경수술은 하나의 통로를 통해 내시경 카메라와 수술 기구가 함께 통과하다 보니 수술 기구의 사용이 다양하지 못하다는 한계로 대중화되기 어려웠죠. 하지만 양방향내시경은 두 개의 통로를 통해 두 손을 상대적으로 자유롭게 사용할 수 있어 술기의 습득이 빠른 편이며, 의사가 평균 정도의 수술 실력을 얻는 데 드는 기간을 단축할 수 있었습니다. 이렇게 양방향내시경수술이 정착하면서 다양한 수술 기법이 개발되고 안정성 및 효율성이 급격히 향상되었습니다.

전 세계에서 양방향내시경수술이 대중화되는 데에는 우리나라 의사들의 공헌이 컸습니다. 수술 사례가 쌓이고 이를 저널에 논문으로 출간하면서 오늘날 세계는 대한민국의 술기를 배우러 한국을 찾고 있습니다. 우리나라 척추 의사의 한 명으로 참 자랑스러운 일입니다. 그럼에도 내시경수술에는 엄연히 명암이 존재합니다. 기존 현미경수술만을 고집하던 세대는 아무런 근거 없이 내시경수술을 폄훼합니다. 일부 한의원과 재활치료병원은 척추수술 절대 하지 말라는 무책임한 말들을 세간에 유포하며 척추수술에 부정적인 낙인을 찍고 있습니다. 새로운 세대 의사 진영도 문제가 있습니다. 척추내시경수술만을 배우려 하고 기존의 현미경수술을 등한시하면서 척추수술 전반에 대한 이해가 떨어지는 경향이 있습니다.

나아가 한편에서는 척추내시경수술에 대한 사회 인식의 혼란도 여전합니다. 일반인들은 내시경수술이 수술인지 시술인지도 잘 구분하지 못하고, '내시경수술은 반드시 재발한다더라.' '아직까지 내시경수술은 완전하지 못하다.'는 오해도 여전히 남아 있습니다. 시대가 바뀌고 기술이 발전했는데 아직도 척추수술 하면 등을 넓게 절개하고 근육을 들어내는 장면을 상상하는 분들도 있습니다. 척추내시경수술은 피부를 절개하지 않을 뿐, 모든 과정은 절개수술과 동일한 수술입니다. 내시경수술을 간단한 시술이라고 낮추는 몇몇 병원의 상술로 이러한 잘못된 인식이 퍼지지 않았나 싶습니다. 엄연히 내시경치료는 근본적으로 병변을 제거하고 치료하는 수술입니다.

저자가 만난 양방향내시경수술

저 역시 삼성서울병원 신경외과에서 전공의 시절을 보내면서 현미경을 통한 척추수술의 술기를 먼저 습득하였습니다. 이후 국군 양주병원에서 신경외과 과장으로 근무하면서 내시경을 이용하는 수술을 처음 배우게 되었죠. 전역 후 척추전문병원과 종합병원 등에서 단방향내시경수술과 현미경수술을 주로 수행했습니다. 그러던 와중에 양방향내시경수술이 도입되면서 저도 부지런히 학회를 다니며 해당 술기를 공부하였고, 점차 수술에 접목하기 시작했습니다. 그간 단방향내시경수술을 주로 해왔던 터라 처음에는 양방향내시경수술이 다소 생소했지만, 이내 양방향내시경수술의 장점에 푹 빠지게 되었습니다. 기존의 단방향내시경수술에서 불가능했던 다양한 기구를 자유롭게 사용할 수 있었고 이전에 적용이 불가능했던 질환까지 수술이 가능하게 되었죠. 환자들의 수술 결과를 보고 제가 다 놀랄 정도로 뛰어난 성공률을 보였습니다.

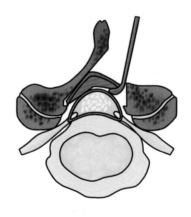

양방향척추내시경수술을 이용한 경추 척수병증의 치료 방법
양방향척추내시경수술 방법으로는 세계적으로 처음 고안된 수술 기법

그때부터 저는 양방향내시경수술이 갖는 장점과 술기의 매력을 널리 알리고 나누고 공유하고 싶어서 개인적으로 전도사를 자처하며 자료도 정리하고 전문적인 연구를 진행하기 시작했습니다.

좋은 강연이 있다고 하면 먼 거리를 마다하지 않고 달려가 배우려 했고, 기회가 될 때마다 연구 성과를 학회에 발표했죠. 그 와중에 저는 경추척추관협착증으로 유발된 다분절척수병증의 치료를 양방향내시경수술로 성공하게 되었고, 이 기법은 유럽의 저명한 SCI급 학회지인 「악타 노이로카이루르기카Acta Neurochirurgica」에 등재되기도 했습니다. 이 수술 기법은 전 세계에서 최초로 발표한 것으로 누구보다 그 의미와 보람이 컸던 것 같습니다.

또한 경추에 추간공협착증이 심한 골극으로 유발된 경우, 이전에는 척추내시경수술로 충분한 효과를 보지 못하고 결국 목 앞으로 절개하여 수술하는 전방수술을 피할 수 없었는데요. 이에 저는 문제점을 해결하고자 작은 직경의 척추내시경을 이용한 새로운 수술 기법을 고안하기도 했습니다. 신경의 영향을 최소화하며 신경 아래에 끼어 있는 골극을 안정적으로 제거할 수 있는 방법으로 대부분의 추간공협착증의 치료를 척추내시경을 통해 치료할 수 있는 방법과 그 효과를 입증하여 저명한 SCI급 학회지인 「뉴로스파인Neurospine」에 발표하기도 했죠. 이와 관련하여 척추내시경수술의 장점을 기존 현미경수술과 비교하는 연구를 수행하였고, 이 연구 결과 역시 「뉴로스파인」에 등재되었습니다. 이러한 성과를 인정받아 저는 2023년 대한척추신경외과학회 추계 국제학술 대회에서 라미학술상을 받게 되었죠. 라미학술상은 그해 가장 뛰어난 척추관련 연구논문을 선정하여 학회에서 수여하는 의미 있는 상입니다.

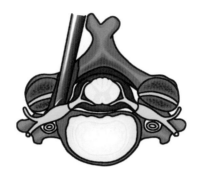

단방향척추내시경수술을 이용한 추간공협착증의 치료 방법
심한 골극으로 유발된 경추추간공협착증의 성공적인 치료를 위해 고안된 수술 기법

또한 저는 기존 내시경치료로 제한이 많았던 흉추의 척수병증 치료, 그중에서도 황색인대골화증에 의한 흉추척수병증의 치료를 위한 양방향내시경수술을 고안하기도 했습니다. 흉추의 척수는 수술 중 압박할 경우 심각한 신경 손상이 일어날 수 있어 각별한 주의가 필요한데요. 기존에는 현미경을 통해 광범위한 절제 수술 및 나사못고정수술을 시행하는 경우가 많았지만, 저는 척추내시경을 이용하여 정상 조직의 손상을 최소화하면서 척수병증을 치료하는 방법을 제안한 것입니다. 미세 드릴을 이용하여 병변을 주변의 뼈와 분리하여 신경을 누르지 않도록 안전하게 들어 올려 제거하는 양방향척추내시경수술 기법, 즉 노터치듀라테크닉No touch the dura technique을 수술 결과와 함께 SCI급 학회지인 「뉴로스파인」에 발표하였습니다.

양방향척추내시경수술은 대한민국이 전 세계에서 메카와 같은 성지로 여겨지고 있습니다. 급격한 발전을 이루는 데 핵심이 되는 중요 연구 논문들이 대부분 대한민국에서 나왔기 때문입니다. 이러한 경험과 경력으로 저는 몇 년 전부터 척추내시경수술 교과서를 편찬하는 데에 참여하게 되었습니다. 세계에서 가장 먼저 영문 교과서를 편찬하는 데 제1저자와 편집부원으로 출판을 돕는 기회였죠. 그 결실로 2022년, 세계적인 출판사 스프링어의 『양방향척수내시경수술Unilateral Biportal Endoscopic Spine Surgery』이라는 교과서를 공동으로 집필하고 편집할 수 있었습니다. 이 책은 세계 최초로 대한민국 척추 전문가들이 주도하여 출판한 전문서적으로 평가받고 있습니다.

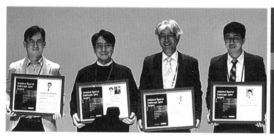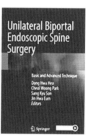

2022년 출간된 양방향척추내시경 교과서와 편집팀. 맨 좌측이 필자

수술로 통증 지옥에서 벗어난 숙진 씨

제가 수술과 학회 준비로 바쁜 나날을 보내고 있던 어느 겨울, 50대 중년의 여성 환자 숙진 씨(가명)가 병원을 찾았습니다. 보험 영업을 업으로 하던 숙진 씨는 수년 전부터 일어나서 걸으면 엉

덩이와 다리에 불쾌한 통증을 느끼기 시작했다고 합니다. 그때마다 숙진 씨는 경구 진통제를 먹으며 무작정 나아지기를 기다렸습니다. 아무래도 평소에도 많이 걸어 다니는 직업이다 보니 고관절부터 하체에 무리가 간 거라고 가볍게 생각한 거죠. 그러나 통증은 좀처럼 사라질 기미가 보이지 않았고 어찌 된 영문인지 점점 나빠지기만 했습니다. 예전에는 산책을 좋아해서 동네 야산도 열심히 다녔지만, 이젠 다리가 아파서 겨우 10분 거리의 마트 정도만 갔다 오는 정도로 바뀌었죠.

그렇게 한 해를 보내고는 경제활동에 직접적인 피해를 줄 정도로 통증이 심해지자 가까운 통증의학과 의원을 찾게 되었습니다. 거기서 요추협착증이라는 진단을 받고 약물치료와 주사치료를 병행했다고 합니다. "정말 수도 없이 주사를 맞았어요. 언제부턴가는 내가 아파서 주사를 맞는 건지 주사를 맞아서 아픈 건지 구분이 안 될 정도였죠." 그렇게 꾸준히 약도 먹고 힘들면 허리에 주사도 맞았다고 합니다. 그러나 주사를 맞을 때만 통증이 사라질 뿐, 조금 지나면 다시 통증이 엄습했죠. 주사를 맞는 기간이 점점 짧아지기 시작했고, 병원에 오기 전까지는 거의 일주일이 멀다 하고 주사를 맞았다고 합니다. "이젠 주사만 보면 지긋지긋해요. 저도 모르는 큰 잘못을 해서 지옥에서 벌을 받고 있는 느낌이에요."

숙진 씨는 저를 찾기 전에 정확한 검사와 치료를 받고자 집에서 가까운 척추 전문병원을 방문했다고 합니다. MRI 검사 후, 의사로부터 척추협착증 및 전방전위증을 진단받고 절개를 통한 나사못 고정수술을 권유받았다더군요. 숙진 씨는 수술 권유가 너무 갑작스러웠고 절개수술이 두려운 나머지 그때부터 주변에 문의하기 시작했다고 합니다. 지인과 자녀에게 여러 정보를 얻었고, 그 과정에서 다행히 절개가 필요 없는 내시경수술이 있다는 사실도 알게 되었죠. 그래서 더 큰 병원을 방문하여 진료를 보았는데, 역시 의사로부터 똑같은 절개수술을 권유받게 되었죠. 척추내시경수술은 안 되냐고 조심스럽게 묻자 담당 의사는 "이 상태는 척추내시경수술로는 해결될 수 없다." "척추내시경수술은 불완전하다."는 말만 늘어놓았다고 합니다. 어쩔 수 없이 단념하고 수술 날짜를 잡고 기다리는데 가까운 지인 한 명이 제게 내시경수술을 받고 회복된 경험을 소개하면서 극적으로 수술 직전에 제가 근무하는 병원에 내원하게 되었던 거죠.

"저는 내시경수술을 받을 수 없는 건가요?"

지금까지 자신이 겪은 자초지종을 말하며 내시경수술의 가능 여부를 묻는 환자를 일단 안심시키고 꼼꼼히 진단했습니다. MRI로 환자의 상황을 살펴보니 요추 4번과 5번의 전방전위증과 척추관 및 추간공에서 다발성 협착증이 동반하고 있는 걸 확인할 수 있었습니다. 하지만 이전 병원에서의 진단과 달리 관절의 불안정성이 크지 않고 후관절의 상태가 상대적으로 양호해 척추내시경을 통한 단순 신경감압술로도 충분히 치료가 가능해 보였죠. 저는 충분한 시간을 갖고 환자의 증상과 병력을 듣다가 환자가 평소 갖고 있던 척추내시경수술에 대한 부정적인 인식을 알게 되었습니다. 수술을 권유하는 것도 의사의 몫이지만 수술에 대한 환자의 오해를 불식하는 것도 의사가 해야 할 중요한 업무 중 하나입니다. 저는 끈기를 갖고 환자가 척추내시경수술을 받아야 하는 이유와 예상되는 예후에 대한 확신을 전달하려고 노력했죠.

다행히 환자는 저에게 마음을 열어주었고 내시경수술에 대한 믿음을 갖게 되었습니다. 결국 숙진 씨는 우여곡절 끝에 수술대에 올랐습니다. 수술은 양방향척추내시경을 이용한 반대 측 접근 방법으로 후관절 및 주변 근육, 인대의 손상을 최소화하면서 척추관 및 추간공의 다발성 협착증을 동시에 치료하는 방식이었습니다. 저는 이미 이 기법을 연구하여 SCI급 학회지에 두 편의 논문까지 발표했던 터라 누구보다 수술 효과를 자신하고 있었고, 문진 과정에서 이런 내용을 충분히 이해한 숙진 씨는 훗날 자신이 수술 결심을 굳히는 데 저의 논문이 결정적인 계기가 되었노라고 말해 주었습니다.

수술은 성공적으로 끝났습니다. 덕분에 환자는 끝 모를 통증 지옥에서 벗어나 좋아하던 산책을 마음껏 즐길 수 있게 되었습니다. 저는 1년 넘도록 환자를 추적 관찰했고, 다시 현업에 복귀해 열심히 살고 있는 숙진 씨는 지금까지 증상이 재발하지 않고 건강히 잘 지내고 있습니다. 척추내시경수술이 불완전하고 실패율이 높으며 재발한다는 잘못된 인식을 가지고 있는 사람들은 생각보다 많습니다. 심지어 현직 의사 중에도 부정적인 견해를 가진 이들이 있습니다. 참으로 안타까운 일이죠. 척추내시경수술이 지금보다 더 대중화되고 더 많은 사례가 쌓여야 하나 싶으면서도 그들로 인해 숙진 씨처럼 정작 환자들이 더 좋은 치료를 받을 수 있는 기회를 아예 잃어버리는 것 같아 현실이 야속하기만 합니다.

15장

환자들이 완치로 입증한 수술의 위대함

저는 양방향내시경수술이 단연 척추수술계의 게임 체인저game changer라고 생각합니다. 그동안 현미경수술과 단방향내시경수술이 갖는 일정한 한계를 극복하고 다양한 척추질환을 안전하게 해결하는 새로운 옵션으로 등극했죠. 기존 절개수술에서는 수술 부위와 환자의 상태에 따라 각기 상이한 접근을 해야 했다면, 내시경수술이 의료계의 표준으로 자리 잡으면서 다양한 응용과 형식이 가능해졌습니다. 이에 따라 양방향내시경수술은 최근 건강보험심사평가원에서 제도적으로 인정받을 수 있었습니다. 이번 장에서는 척추내시경수술만의 고유한 장점과 제가 새롭게 연구하며 고안해 낸 수술적 접근이 어떻게 다양한 환자에게 적용되었는지 이야기해드리겠습니다. 아래에 소개할 세 가지 사례는 모두 척추내시경수술이 왜 척추수술의 게임 체인저인지 명확하게 보여줍니다.

목디스크가 왔던 현직 레슬러

하루는 건장한 체격의 20대 청년 정근 씨(가명)가 병원을 찾았습니다. 정근 씨의 손에는 모 대학병원 신경외과 교수가 직접 제게 내시경치료를 당부하는 진료의뢰서가 들려 있었습니다. 환자는 오랫동안 레슬링을 연마한 선수였는데, 목디스크로 팔에 마비 증상이 오면서 최근 운동을 그만두었다고 합니다. 절망 가운데 여러 병원을 전전했고, 모두 목 전방을 절개하는 유합수술 내지는 인공디스크수술을 권유받았다고 합니다. 오랜 운동선수 생활로 경추 추간공에는 골극骨棘이 심하게 자라 있어 아마 후방을 통해 접근하는 내시경치료로 완치가 어려울 거라고 판단했던 모양입니다.

그런데 당시 저는 이런 환자에게 내시경추간공감압수술을 성공적으로 적용할 수 있는 수술 기법을 고안하여 막 SCI 논문에 발표했던 터였습니다. MRI 및 CT 검사 결과, 골극이 크게 자라나 두 개의 추간공(경추 4-5번, 경추 5-6번)을 막고 신경 뿌리를 심하게 압박하고 있었습니다. 그 결과 팔에 마비가 왔던 거였고, 어깨를 들거나 팔을 굽히고 손을 쥐는 힘이 크게 줄어들게 되었던 거죠. 힘을 제대로 쓸 수 없다는 건 레슬러로서 치명적인 일이었습니다. 환자가 빨리 회복하여 운동에 복귀하기 위해서는 목 전방의 절개수술보다는 내시경수술이 큰 장점이 있을 거라고 제안했습니다. 환자 보호자인 아버지가 동석한 가운데 심층 면담을 진행했고, 환자는 척추내시경치료의 방법과 진행 과정, 장단점 등을 듣고 결국 수술을 진행하기로 했습니다.

수술 중 확인된 추간공 골극은 예상보다 더 크고 견고했습니다. 그렇게 뾰족한 놈이 기세등등하게 신경을 누르고 있었으니 팔이 저린 것도 당연한 일이었죠. 신경의 부담을 최소화하면서 3밀리미터 미세 드릴을 이용하여 안전하게 골극을 제거하고 30분 만에 성공적으로 눌린 신경을 풀어줄 수 있었습니다. 수술 직후 팔에 전해지던 심한 방사통이 감쪽같이 사라졌고, 마비 또한 빠르게 회복되어 수술 다음 날 바로 퇴원할 수 있었습니다. 그렇게 수술 후 1개월이 지나면서 정근 씨는 가벼운 운동을 시작했고, 3개월이 지나고는 운동선수로 복귀할 수 있었습니다. 적절한 시기에 척추수술을 받고 증세가 더 심해지지 않고 계속 선수로서 꿈을 키워갈 수 있게 된 거죠. 만약 그 상태로 수술을 계속 미루기만 했다면 아마 정근 씨는 레슬링을 다시는 하지 못했을 겁니다.

척수병증을 앓던 연극배우

진료를 보다 보면 소위 '닥터 쇼핑'을 다니는 환자들을 종종 만나게 됩니다. 진료실에 앉아서 자신들이 그간 다녔던 병원들을 자랑하듯 줄줄이 읊곤 하죠. "내가 인터넷 다 찾아봤고, 어디에서 누구의 진료를 봤고, 그분들이 이런저런 수술을 받으라 들었다."고 합니다. 그들은 대개 천편일률적인 패턴을 갖고 있습니다. 저를 두고도 이것저것 물으며 간보기를 합니다. 무슨 수술이 얼만지, 저기서는 얼만데 여기서는 얼마까지 해줄 수 있는지, 결국 이야기는 비용을 깎는 것으로 귀결합니다. 정작 본인의 불편한 증상은 제대로 말하지 않고 말이죠.

올해 만났던 40대 남성 환자 상희 씨(가명)도 그런 경우였습니다. 시작부터 김빠지고 피곤하지만 저는 최대한 예의를 갖추고 문진을 시작했습니다. "아, 그러셨군요. 네, 알겠습니다. 그럼 제가 한 번 볼까요?" 그런 분들에게 언제나 저는 증상부터 다시 확인하고 신경학적 검진을 진행합니다. 그래야 저만의 진단과 치료 방향을 구상하고 이를 환자에게 정확하게 전달할 수 있기 때문이죠. 상희 씨는 경추에 척수병증이 와서 양팔이 지릿하고 목과 등에 통증으로 밤에 잠을 이루지 못하고, 특히 팔다리와 전신에 힘이 빠져서 길을 걷다가 비틀거리거나 힘없이 넘어지는 경우가 허다했습니다. 몸이 이렇다 보니 모 극단의 연극배우였던 환자는 무대에 오르기가 겁난다고 했죠.

환자는 이미 제가 알고 있는 내시경수술을 잘한다고 알려진 선생님들을 거의 다 찾아다녔고, 그 선생님들이 어떤 수술들을 권유했는지 저에게도 알려 주었습니다. 하지만 내용을 다 듣고 나니 제 수술 방향과 치료 범위와는 다소 다른 점들이 발견되었습니다. 저는 양방향내시경을 이용하여 척수병증이 유발된 두 분절의 감압수술이 필요하고, 이 수술이 지금 상황에서 왜 환자에게 가장 적절한 치료 방법인지 상세히 설명해 주었습니다. 밖에는 환자 대기줄이 길게 늘어섰고 자기 이름이 불리기만을 기다리던 환자들의 불만이 터져 나왔지만, 환자가 이대로 돌아가면 적절한 치료 시기를 놓칠 수 있겠다는 안타까운 마음에 긴 시간을 할애하여 수술 과정을 반복해서 설명해 주었습니다.

그런데 상희 씨는 예의 그 닥터 쇼핑의 버릇을 버리지 못했고, 또 다른 내시경수술의 권위자들을 만나보고 싶어 했습니다. "저, 죄송한데요. TV에 나온 그 선생님은 꼭 보고 싶어서요." 이렇게 말하고 환자는 수술 일정을 잡지 않고 그대로 돌아갔습니다. 야속했지만 어쩔 수 없는 노릇이었습니다. 그렇게 수 주일이 지나고 환자에 대한 기억이 사라질 때쯤 갑자기 상담실에서 수술 일정이 잡혔다는 보고를 받았습니다. 저와 만난 이후로도 그렇게 여러 병원을 전전했을 환자의 모습이 떠올랐고 동시에 그 아픈 몸을 이끌고 얼마나 고생했을까 걱정과 안타까움이 밀려왔습니다.

이어 수술 전날 오랜만에 상희 씨를 다시 만났고, 저는 반갑게 인사하고 그간 있었던 이런저런 이야기들을 나눴습니다. 안타깝게도 환자는 몰라보게 쇠약해져 있었고 치료 방법과 수술에 대한 두려움으로 거의 녹초가 되어있었습니다. 척추병증 환자들이 얼마나 힘든지 너무 잘 알기 때문에 환자가 느꼈을 낭패감을 충분히 공감할 수 있었죠. "아이고, 그간 얼마나 힘드셨어요." 손을 잡아드리자 환자는 그간 참았던 눈물을 터뜨렸습니다. 펑펑 우는 환자를 보고 있노라니 저도 목이 메었습니다.

수술 중 내시경으로 확인한 척수신경 주변에는 이미 유착이 상당히 진행되어 있었고, 유착된 조직은 주변 신경을 옭아매듯 강하게 압박하고 있었습니다. 신경 주변을 지나는 혈관이 심하게 충혈되어 있어서 유착 부위를 제거하는 중에도 계속해서 출혈이 이어져 제게도 꽤 까다로운 수술이었던 것으로 기억합니다. 이내 압박된 신경을 완전히 풀어주고, 유착 부위도 모두 제거하자 비로소 신경이 자유롭게 박동하는 것을 눈으로 확인할 수 있었습니다. 수술은 무사히 마쳤고, 피부를 봉합하면서 안도의 한숨을 쉴 수 있었습니다.

수술 후 상희 씨는 결과에 큰 만족감을 보였습니다. 몸도 가벼워지고 팔 저림 또한 금세 호전되면서 잃었던 일상을 점차 되찾아 갔습니다. 하지만 수술 전부터 몸이 너무 쇠약해진 탓에 도중에 심한 몸살을 앓기도 했습니다. 아마도 긴장했던 마음이 풀어지면서 그간 쌓였던 스트레스가 그렇게 한꺼번에 터져 나온 것 같았죠. 그럼에도 환자는 굳건한 의지로 모든 걸 이겨 내고 밝은 표정으로 퇴원할 수 있었습니다. 상희 씨의 뒷모습을 보면서 조금만 더 일찍 수술을 결정했더라면 상태가 훨씬 좋았겠다는 상상을 했습니다. 수술 후 상희 씨는 나날이 호전된 모습을 보여주었고, 퇴원할 때 보였던 우울했던 모습은 온데간데없이 사라졌습니다. 수술로 힘들었던 긴 여름이 지나고, 그해 겨울 상희 씨에게 반가운 소식을 전해 들었습니다. 본인이 출연하는 뮤지컬 공연에 저와 제 가족을 초대한 것입니다. 저는 만사를 제쳐두고 무대에 오른 상희 씨를 응원하기 위해 공연장을 찾았습니다. 종횡무진 무대를 누비는 그를 보며 저 사람이 과연 얼마 전까지 허리가 아프다고 병원을 전전했던 환자가 맞나 싶었습니다.

간이식에 심장스텐트삽입까지 했던 환자

병원에 있다 보면 수술하기 참 곤란한 환자들이 내원하곤 합니다. 그런 환자들 대부분은 척추 이외에 다른 질환을 앓고 있어 척추수술이 일정 부분 방해받는 경우입니다. 기저질환이 있어 위험 부담을 감수하고 척추수술을 진행해야 할지, 아니면 위험 요인이 다 사라질 때까지 기다려야 할지 결정은 언제나 쉽지 않습니다. 요즘 우리나라에서는 수술 후 결과에 따라 형사처벌까지 받을 수 있기에 의사인 저로서도 수술 결정에 더욱 방어적일 수밖에 없는 것 같습니다.

하루는 간이식수술을 받고 면역억제제를 복용하던 60세 남성 환자 상구 씨(가명)가 수술을 받으려고 병원을 찾았습니다. 걸을 때면 하지통증과 양다리의 위약감으로 오랫동안 치료를 받았지만, 더 이상 통증을 참기 어렵고 보행도 점점 어려워져 결국 수술을 받기 위해 여기저기 진료를 봤다고 했습니다. 진단해 보니 환자는 심한 요추 전방전위증과 척추 불안정성으로 일어서기만 해도 신경을 강하게 누르고 있었습니다. 문제는 척추유합 및 나사못고정수술을 진행해야 했는데, 환자가 일전에 간이식수술을 받은 상태라 약물치료와 수혈에 제한이 있다는 거였죠. 게다가 심근경색도 있어 몇 년 전 심장스텐트삽입수술을 받았고 평소 항혈전제도 복용하고 있어 수술 중에 출혈이 생기면 자칫 위험할 수 있는 상황이었습니다.

사연을 들어보니 왜 상구 씨가 다른 병원에서 수술을 받지 못하고 결국 저에게 왔는지 이해할 수 있었죠. 척추내시경수술의 가장 큰 장점은 피부에 작은 구멍을 내서 수술을 신속히 진행하고, 계속 유입되는 생리식염수의 압력으로 수술 중 출혈을 최소화할 수 있다는 점입니다. 이러한 장점은 내시경을 이용한 요추의 유합수술이나 나사못고정수술에서 더 큰 위력을 발휘하곤 하죠. "선생님, 제가 최대한 안전하게 수술을 해보겠습니다." 그렇게 저는 환자에게 척추내시경을 이용한 요추 유합 및 나사못고정수술을 진행하기로 결정했습니다. 상구 씨는 어려운 상황 중에 선뜻 수술을 결정한 저에게 고마움을 표현했습니다.

만일에 있을 지혈 문제로 수술 전 5일 동안 항혈전제를 끊도록 요청했고, 유사시 수혈을 위해 환자 면역에 적합한 혈액도 따로 준비해 두었습니다. 그렇게 우여곡절 끝에 수술에 들어가게 되었습니다. 수술 중 환자의 전방전위의 정도와 신경 압박이 심했지만, 다행히 출혈을 최소화하며 성공적으로 수술을 마칠 수 있었습니다. 물론 수술 시간도 많이 줄일 수 있었죠. 내시경수술이기에 가능했던 일이었습니다. 수술 후 환자의 회복 속도는 예상보다 빨랐습니다. 간수치도 안정적이었고, 최종 출혈량이 예상보다 적어 수혈도 따로 하지 않았죠. 수술 후 상구 씨는 "걸을 때 통증이 안 느껴져 요즘 살맛 난다."며 제게 감사의 마음을 전해왔습니다. 퇴원하기 전 너무 기쁜 마음에 병동 의료진에게 푸짐하게 피자를 쏘겠다고 했지만, 감사한 마음만 받았습니다.

이렇게 양방향내시경수술은 다양한 환자들의 다양한 상황에서 최고의 결과를 내는 게임 체인저로 인정받고 있습니다. 의사뿐만 아니라 의료계 관계자, 환자까지 모두 인정하는 것이죠.

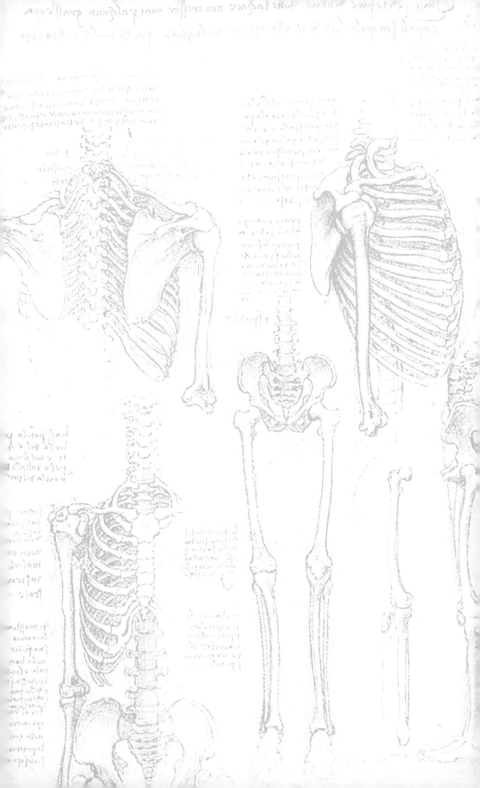

4부

척추는 수술 이후가 더 중요하다

「해부학 노트」
레오나르도 다빈치의 1510년 작품

"

사람은 척추가 유연한 정도에 따라 나이를 매깁니다.

"

조셉 필라테스

16장 | 수술보다 관리가 중요한 척추

　　매년 10월 16일은 세계보건기구가 정한 세계 척추의 날World Spine Day입니다. 세계카이로프랙틱연맹WFC이 주관하는 세계 척추의 날은 각종 척추질환으로 고통받는 환자가 늘어나는 상황에 경각심을 일깨우고 척추질환을 예방하자는 취지에서 제정된 날입니다. 통계에 의하면, 전 세계 약 10억 명의 인구가 오늘날 허리통증으로 고통받고 있으며 동시에 5억 4천만 명의 사람이 각종 척추질환에 시달리고 있습니다. 허리통증과 척추질환은 암과 뇌졸중, 심장병, 당뇨병, 알츠하이머병을 합친 것보다 더 널리 퍼진 질환이라고 합니다. 우리나라도 예외는 아닙니다. 국내 척추협착증 환자는 2015년 약 146만 명에서 2020년에는 약 173만 명으로 5년 사이 약 28만 명이 증가했습니다. 그야말로 세계인이 허리가 아파 신음하고 있습니다.

척추는 수술보다 관리가 중요합니다. 뛰어난 병원, 훌륭한 의료진, 실력 있는 의사가 양질의 의료 서비스를 제공해도 환자 스스로 일상에서 척추를 관리하지 않으면 언제든 질병이 재발할 수 있기 때문이죠. 실제로 제게 척추수술을 받은 환자 중에는 꾸준히 재활과 운동, 식생활 개선을 통해 무리 없이 일상으로 복귀한 분도 계시지만, 수술 이전 생활로 돌아가서 운동도 하지 않고 이전과 똑같이 살다가 증세가 악화하여 다시 병원에 내원한 분도 계십니다. 이번 장에서는 수술 이후 어떻게 허리를 관리할 것인가에 대해 설명해 드리도록 하겠습니다.

정기적 관찰

수술로 모든 치료가 끝난 건 아닙니다. 수술이 잘 되었는지, 경과와 예후는 좋은지, 별다른 부작용은 없는지 등 수술 부위를 주기적으로 살피면서 적절한 후속조치가 필요합니다. 이를 위해 수술이 끝난 환자는 정기적으로 병원에 내원하여 담당 의사의 진찰을 받아야 합니다. 수술 과정에서 경험한 고통, 병원에 대한 막연한 두려움 등 때문에 병원 가기를 꺼리는 분들이 간혹 계시는데요. 수술을 집도한 의사가 직접 환자의 경과를 살피고 적절한 조언을 하려면 주치의와 상의하고 일정기간을 정하고 꾸준히 병원을 찾아야 합니다. 일부 통증 때문에 충분한 수면을 갖지 못하거나 여러 애로사항이 있을 때 속을 털어넣고 이야기할 수 있는 사람은 직접 수술을 진행한 주치의 외에 없겠죠. 전문가의 정기적 관찰로 혹시 있을지 모를 부작용을 미연에 방지할 수 있고, 추가 약물이나 수술이 필요할 경우, 바로 조치를 취할 수 있습니다. 그러니 아무 일이 없더라도 수술 후 당분간은 무조건 병원에 내원하는 게 좋습니다.

보조기 착용

수술 후, 환자에 따라 회복을 돕고 병변의 재발을 막기 위해 척추 보조기를 착용할 수 있습니다. 보조기는 목이나 척추에 가해지는 압력을 줄여서 수술 부위의 빠른 회복을 돕습니다. 일상에서 일정한 불편함이 있을 수 있지만 불필요한 조치를 주치의가 권하지는 않기 때문에 권장하는 기간 동안 보조기를 꾸준히 착용하는 게 좋습니다. 보조기는 환자에 따라, 그리고 수술 예후에 따라 착용 기간이 다양합니다. 간단한 감압수술은 보통 2~4주간 착용하고, 골절이나 유합수술 등 적극적으로 움직임 제한이 필요한 경우 3개월 착용을 권장합니다. 보조기를 착용했다고 보조기를 믿고 무리한 활동 및 운동은 피해야 합니다. 보조기는 움직임을 일부 제한하여 보호하는 효과가 있지만, 완벽한 고정을 장담할 수 없기 때문이죠. 반면 보조기는 권장 기간 외에 추가로 오랫동안 착용하게 되면, 의존성이 커지고 근력의 저하를 유발할 수 있으니 주의해야 합니다. 권장 기간이 지나면 주치의의 지시에 따라 보조기 착용 시간을 점차 줄이면서 결국 완전 탈착을 목표로 해야 합니다.

운동과 재활

다른 수술도 모두 마찬가지겠지만, 척추수술 역시 운동과 재활이 필요합니다. 수술 이후 경과와 예후를 관리하는 것을 흔히 팔로우업follow-up이라고 하는데, 운동은 팔로우업에서 절대 빠질 수 없는 단계죠. 일단 수술 직후에는 운동뿐만 아니라 모든 야외활동을 잠정적으로 중단하고 오로지 수술 부위가 잘 회복할 수 있도록 휴식을 취하는 게 좋습니다. 건강을 회복하고 싶은 급한 마음에 섣부르게 운동을 시작했다가 수술 부위가 덧나거나 디스크 재발의 위험이 있기 때문이죠. 운동과 재활 일정은 수술을 담당했던 주치의와 상의하고 정하는 게 바람직합니다. 이때까지는 몸이 근질근질하더라도 참고 잠시 허리를 쉬게 하는 게 필요합니다.

운동을 해도 좋다는 담당 주치의의 소견이 떨어지면, 허리에 부담이 제일 적은 운동부터 서서히 시작하는 게 좋습니다. 제일 먼저 걷는 운동이 재활의 좋은 출발이 됩니다. 처음에는 동네에서 가까운 평지를 30분 정도 가볍게 걷는 게 좋고, 시간이 갈수록 점점 시간을 늘려가는 겁니다. 속보로 걷기보다 천천히 걷기를 추천합니다. 걷는 것과 함께 수영도 수술 후 재활에 좋은 운동입니다. 과격한 수영보다는 수영장 안에서 천천히 걷는 게 허리나 무릎에 무리를 주지 않고 등 근육을 강화할 수 있습니다. 이 밖에 실내자전거 타기나 트레드밀 걷기 등도 추천합니다.

어느 정도 기본 운동에 익숙해졌다면 유산소 운동 외에 허리의 근력을 강화해 주는 운동도 시작합니다. 스트레칭으로 허리와 복부 근육을 강화하고 등허리를 지나는 코어근육을 전체적으로 잡아 줍니다. 스트레칭을 할 때는 허리를 너무 무리하게 뒤로 젖히거나 앞으로 구부리는 동작보다 좌우로 틀어주면서 천천히 동작을 이어가는 게 좋습니다. 스트레칭 외에 요가나 필라테스 등도 좋은 허리 운동이 됩니다. 다만 척추분리증, 척추전방전위증 등 척추불안정성이 있는 경우 관절 움직임이 심한 요가, 필라테스 운동은 피하는 것이 좋습니다. 병원에서 수술 후 재활 운동을 위한 다양한 프로그램을 제공하고 있으니 이를 따르는 게 안전하겠죠?

체중 조절

과체중은 모든 질병의 근원입니다. 특히 허리 건강을 지키기 위해 비만은 가장 피해야 할 주적입니다. 우리 척추는 실제 체중의 약 60퍼센트를 지탱하기 때문에 체중이 증가하면 그만큼 척추에 무리가 갈 수밖에 없습니다. 체중과 척추통증은 관련성이 높은편입니다. 체중이 줄어들면 척추에 가해지는 부담이 줄어 증상의 발현이 줄고, 반대로 체중이 증가하면 척추에 가해지는 하중이 커져 추간판이나 후관절에 부담이 커지고 통증이 악화될 수 있습니다. 한 마디로 내 몸으로 내 허리를 짓누르고 있는 형국입니다. 이런 상태가 지속되면 디스크가 재발하거나 전방전위증이 악화될 위험이 높아집니다. 과체중의 문제는 척추에 가하는 압력만이 아닙니다. 흔히 '술배'라고 부르는, 복부지방이 쌓여 배가 볼록하게 튀어

4부 척추는 수술 이후가 더 중요하다

나온 사람은 몸의 무게 중심이 앞으로 쏠려 허리를 뒤로 과도하게 젖혀야 허리가 편하게 느껴지죠. 뒤로 젖혀지는 허리는 결국 후관절에 과부하를 유발하고 약해져, 척추가 뒤로 빠져나가는 후방 전위증이 발생하게 됩니다. 후방전위증은 생활에 불편감을 크게 줄 수 있는 등통증을 유발하고, 심할 경우 나사못고정수술을 해야 할 수 있어 주의가 필요합니다. 과체중이 척추질환의 관문이라는 말이 괜한 이야기가 아닌 겁니다. 그래서 저를 비롯하여 많은 의사가 체중만 조절해도 허리 통증을 상당 부분 없애거나 줄일 수 있다고 말하는 거죠.

자세 교정

대부분 질환은 그릇된 생활 습관과 환경에서 비롯합니다. 척추 건강에 있어 자세 교정은 절대적인 요건입니다. 수술 후에도 기존의 생활 습관으로 돌아가면 다시 척추건강에 문제가 발생하기 쉽습니다. 나쁜 습관과 자세를 바꾸지 않고 허리가 안 아프기를 바라는 건 욕심쟁이 같은 생각 아닐까요? 모든 스포츠에는 정석과 같은 자세가 존재합니다. 골프 스윙이나 야구 스윙에도 정석이 있죠. 날아오는 테니스공을 힘만 믿고 세게 쳤다가 금세 테니스 엘보로 운동을 포기하는 사람은 이런 정석을 무시하거나 원칙에 무지하기 때문입니다.

그렇다면 척추에 바람직한 자세에는 어떤 것이 있을까요? 수술 이후 과하게 허리를 뒤로 젖히거나 허리를 굽힌 자세로 물건을 들어 올리는 것은 되도록 피합니다. 의자에 앉을 때는 허리를 펴고 되도록 엉덩이를 뒤로 붙이고 앉는 것이 좋습니다. 다리를 꼬거나 비스듬히 기대어 앉는 건 대번 허리에 무리를 줄 수 있죠. 장시간 의자에 앉아서 일을 할 때는 주기적으로 스트레칭을 해주고 굳어진 허리도 이완시켜 줍니다. 바닥에 엎드려 자는 습관은 허리에 치명적이기 때문에 피합니다. 맨바닥에 양반다리를 하고 앉는 건 될 수 있는 대로 안 하는 게 좋습니다. 이 자세는 척추는 물론 골반이나 고관절, 무릎에도 좋지 않죠. 의자는 본인의 체격에 맞는 것을 골라 사용하는 것이 좋습니다.

서 있을 때는 배꼽에 힘을 주듯이 긴장감을 주고 바르게 서는 것이 좋습니다. 가슴을 펴고, 등을 편다고 허리를 뒤로 젖히고 쭉 빼는 자세는 후관절에 무리를 줄 수 있고, 흉요추부위 관절이 등쪽으로 빠져나가는 후방전위가 발생할 수 있습니다. 하이힐이나 키높이 구두는 허리에 안 좋습니다. 밑창이 딱딱한 신발이라면 설상가상이죠. 특히 여성 중에 간혹 20센티미터 높이의 딱딱한 하이힐을 고집하는 분들이 계시는데요. 허리 건강과 패션을 맞바꾼 것이나 다름없어요. 한곳에 오래 서 있어야 할 때는 벽돌 한 장 높이의 받침대를 발밑에 두고 양쪽 발을 번갈아 가며 올려놓는 게 허리에 가해지는 압력을 분산시키는 데 도움이 됩니다. 장시간 운전할 때는 엉덩이를 들이밀어 의자와 허리 사이에 빈 곳이 없도록 하고 무릎은 60도 정도 완만하게 굽힙니다.

물건 들기는 허리에 하중을 그대로 전가하는 행동입니다. 무거운 물건을 들 때는 허리를 굽혀서 들어 올리려 하지 말고 먼저 무릎을 꿇은 상태에서 몸을 물건에 바짝 붙이고 허리를 그대로 올려서 듭니다. 자세만큼 속도도 중요한데요. 너무 갑자기 힘을 주어 들어 올리기보다 천천히 움직이는 게 그나마 허리에 부담을 줄이는 방법입니다. 마음속으로 '하나, 둘, 셋'을 천천히 외치며 물건을 들도록 합니다. 장미란처럼 역도선수가 될 게 아니라면 한 번에 많은 물건을 들려고 하지 말고 여러 번 나누어 옮기는 게 지혜롭습니다. 나머지 자세에 관한 구체적인 내용은 다음 장에서 설명해 드리겠습니다.

음식과 취침

양질의 음식은 수술을 마치고 몸을 회복하는 데 아무리 강조해도 지나치지 않은 필수 요소입니다. 식사는 단순히 우리 몸에 연료를 제공해 주는 것뿐만 아니라 수술 이후 건강한 몸을 되찾는 데 가장 중요한 일과 중 하나죠. 바쁘다는 핑계로 한 끼 거르다 보면 결국 건강을 지키는 방둑이 무너지고 몸 전체가 질병의 홍수에 빠지게 됩니다. 식사는 하루 세 끼 정시 정량을 유지하는 게 바람직합니다. 특히 칼슘을 섭취해 뼈를 튼튼히 하고 카페인이나 탄산음료, 가공식품 등을 줄여 골밀도를 유지하는 게 좋습니다. 수술 후 일정 기간 금연과 절주는 말하지 않아도 되겠죠?

수면은 몸을 리부팅하는 과정과 같습니다. 하루 7~8시간은 꼬박 잠을 자면서 몸이 스스로 리듬을 찾아 건강해질 수 있도록 합니다. 수술을 받은 지 얼마 되지 않았는데, 그동안 쉬었던 일정을 채우겠다고 무리하게 밤을 지새우거나 늦게 자면서 수면 리듬을 엉망으로 만들면 그만큼 회복도 느릴 수밖에 없습니다. 건강한 수면을 위해 음주와 커피, 흡연 등을 자제하고 창에 암막 커튼을 쳐서 방을 어둡게 만들어 줍니다. 휴대전화나 스마트기기는 침실에 갖고 들어가지 않습니다.

허리가 아프다고 너무 오래 누워있는 건 도리어 좋지 않습니다. 오래 누워있으면 허리 주변 근육 및 둔근에 경직이 발생하고 오히려 다시 일어설 때 심한 통증을 느낄 수 있습니다. 그래서 저는 수술 후 통증이 인내할 만한 정도가 되면 환자에게 가능한 이른 시점에 보행을 권장합니다. 보행하면서 기립근 및 척추 주변 근육을 사용해야 근력이 붙는 데 도움이 되기 때문이죠.

수술 후 관리가 제일 중요

30대 여성 환자였던 세희 씨(가명)는 요추 추간공협착증으로 병원을 찾았습니다. 일어설 때마다 반복해서 느껴지는 엉덩이 통증과 하지방사통으로 내원했습니다. 동네 통증클리닉에서 거의 1년 넘게 주사치료를 포함한 보존치료를 했으나 상태가 호전되지 않아서 저를 찾아온 거였죠. 정밀 검사를 통해 세희 씨의 질환은 요추 5번과 천추 1번 사이 추간공협착증으로 결론났습니다. 이 분절의 추간공은 다른 요추의 분절보다 길고 하방으로 굽어져 있어 치료할 때 관절의 손상이 큰 편입니다. 그래서 보통은 나사못고정술로 수술을 진행하는 경우가 많습니다.

하지만 결혼도 아직 하지 않은 젊은 나이에 나사못고정수술을 권하는 건 아무래도 너무 가혹한 일이었죠. 그래서 후관절 손상을 최소화하여 추간공을 완전히 확장할 수 있는 치료법으로 양방향 척추내시경을 이용한 반대측 접근방법을 적용하기로 했습니다. 이 수술 기법은 제가 세계 최초로 발표한 방식이라 나름 자신이 있기도 했죠. 수술은 양방향척추내시경을 통해 성공적으로 마쳤습니다. 수술 후 MRI로 확인하니 신경도 충분히 감압된 상태였고 환자 역시 통증이 가셨다고 했습니다. 젊은 나이여서 그랬는지 수술 후 회복도 빨랐고, 그렇게 세희 씨는 이틀 만에 퇴원하여 일상으로 복귀했습니다.

그런데 퇴원 후 한 달쯤 되었을까? 환자가 다시 병원을 찾았습니다. 한껏 일그러진 얼굴로 온 환자는 통증이 도졌다고 했습니다. 걸을 때는 괜찮은데 앉아있거나 오래 서있을 때 엉덩이가 뻐근하고 아프다는 거였죠. 자초지종을 물으니 한동안 망설이다가 조심스럽게 본인의 잘못(?)을 털어놓더군요. 수술 후 2주째 아직 몸도 완전히 회복하지 못했는데 그새 친구와 유럽여행을 다녀왔다는 거였습니다. 피가 끓어 넘치는 젊은이라 어느 정도 예상은 했는데, 유럽까지 갔을 거라고는 미처 생각지도 못했습니다. 퇴원하면서 한 달 정도는 안정을 취하라고 그렇게 신신당부를 했는데 약속을 어기고 놀러갔다가 유럽에 도착해서부터 통증이 시작됐다고 했습니다.

　물리치료로도 쉽게 해결되기 힘든 근막통증증후군으로 보였습니다. 유일한 방법은 체중을 줄이는 거였죠. 수술 후 안정 기간이 지난 후 바로 하체운동과 자전거 타기, 걷기 운동을 제안했고, 운동과 동시에 두 달 만에 4킬로그램 가량 체중을 감량했습니다. 몸이 가뿐해지자 환자의 상태는 급격히 좋아졌습니다. 약물의 양도 줄일 수 있었고, 지금은 별다른 제한 없이 운동과 자유로운 일상생활이 가능하게 되었습니다. 이처럼 수술 후 신경이 충분히 풀렸지만 지속하거나 반복되는 허리 및 엉덩이 통증은 근막통증증후군이 원인일 수 있습니다. 이런 경우에는 뭉친 근육을 푸는 스트레칭과 기립근을 키우는 코어운동을 꾸준히 병행해야 합니다.

17장 | 척추 건강, 자세가 전부다

　영국 격언 중에 '자세가 전부다Attitude is everything.'라는 말이 있다고 합니다. 물론 여기서 자세는 세상을 살아가는 인생관을 가리키고 있겠지만, 척추 전문의로서 저는 우리가 매일 취하는 자세 역시 너무 중요하다고 생각합니다. 자세가 체형을 만들고, 그렇게 만들어진 체형이 우리 몸의 건강을 가져오니까요. 어쩌면 우리가 평소 걷는 자세, 앉는 자세, 선 자세, 누운 자세가 단편적인 수술로 척추를 교정하는 것보다 우리에게 더 건강한 척추를 선사할지 모릅니다. 이번 장에서는 건강한 척추를 만드는 올바른 자세, 그리고 척추를 망가뜨리는 나쁜 자세에 대해 알아보겠습니다.

앉는 자세

오늘날 현대인들은 일상의 대부분을 앉아서 보냅니다. 한 통계에 따르면, 미국인들 80퍼센트가 직장에서 하루 종일 앉아 있는 직업을 갖고 있으며, 하루에 평균 7시간에서 12시간을 의자 위에서 보낸다고 합니다. 우리나라는 어떨까요? 2015년 국민건강통계에 따르면, 우리나라 성인 남성은 하루에 평균 8시간, 여성은 평균 7.8시간을 앉아서 보낸다고 합니다. 놀라운 수치입니다.

과거에는 앉아 있는 자세의 위험성을 인식하지 못했지만, 최근 연구는 우리가 1시간 앉아 있을 때마다 기대수명이 22분 감소한다고 말합니다. 게다가 하루에 6시간 이상 책상 앞에 앉아 있으면, 심장마비로 사망할 확률이 그렇지 않은 사람보다 두 배 높아진다고 합니다. 이 연구는 오래 앉아 있는 것만으로도 당뇨병 발병률이 90퍼센트, 암이나 심장질환 발병률은 18퍼센트 상승한다는 사실을 밝혀냈습니다. 오죽하면 세계보건기구WHO가 2002년에 아예 '의자병sitting disease'이라는 신종 질환을 발표했겠습니까?

의자에 앉는 자세는 허리에도 심각한 문제를 가져옵니다. 한 시간 이상 같은 자리에 앉아 있으면 아무리 좋은 의자라 해도 당장 허리에 무리가 갈 수밖에 없습니다. 사무실에서 하루 종일 앉아 있을 수밖에 없는 직장인이라면 어떻게 할까요? 9시 출근부터 6시 퇴근까지 하루 대부분을 의자에 앉아 생활해야 하는 '좌식' 직장인이라면 틈틈이 '입식' 자세를 취해야 합니다. 척추 건강을 위해 생각날 때마다 주기적으로 몸을 스트레칭으로 이완시켜 주고 가볍게 걷거나 몸을 움직여 주는 게 중요합니다. 일어서서 전후좌우로 원을 그리듯 허리를 돌려주며 척추에 가해진 부담을 떨어뜨려야 합니다.

특히 체중이 많이 나가는 분이라면 더 빈번히 자리에서 일어나 몸 전체를 풀어주는 스트레칭이 필요합니다. 짧은 거리는 되도록 걷고, 한 시간에 한 번씩 잠깐 제자리에서 일어서고, 일부러 화장실이나 탕비실까지 걸어갔다가 오는 것도 좋습니다. 나만의 루틴을 만드는 게 중요합니다. 장거리 운전자처럼 한 번 좌석에 앉으면 장시간 움직일 수 없는 분들도 주기적으로 휴게소에 들러 허리를 일으키고 몸통을 돌려 척추에 가해진 압력을 해소해 줍니다. 어쩔 수 없이 의자에 앉아 있어야 할 때라면 다음과 같은 자세를 취하면 척추에 덜 무리가 갑니다. 책을 읽고 계신 독자들도 지금 한 번씩 따라 해보시기 바랍니다.

#1 먼저 너무 높거나 너무 낮은 의자는 착석할 때 좋은 자세를 만들 수 없습니다. 자신의 앉은키에 맞춰 적절한 의자를 구비하는 게 좋습니다. 높이 조절이 가능한 의자라면 발이 바닥이나 발판에 평평하게 놓이도록 의자를 조절합니다.

#2 앉을 때는 무릎을 엉덩이 높이 이하로 유지하는 게 좋습니다. 이때 다리를 꼬고 앉거나 엉덩이를 의자 끝에 걸치듯 앉으면 척추에 무리를 줄 수 있으니 피하셔야 합니다.

#3 오래 앉아 있어야 한다면 등받이가 없는 의자stool보다는 등받이가 달린 의자chair가 좋습니다. 등을 견고하게 받칠 수 있도록 크기와 높이를 조절할 수 있으면 더 좋습니다. 등받이가 자기 신체와 맞지 않는다면 수건이나 작은 베개, 등받이 따위를 허리 뒤에 놓습니다.

#4 책상 위에 놓인 모니터가 눈높이 혹은 눈높이보다 약간 아래에 있는지 확인합니다. 모니터를 너무 높아 올려다보거나, 너무 낮아 내려다보면 경추에 무리를 줄 수 있습니다. 아예 높이 조절이 가능한 스탠드 데스크도 좋은 선택일 수 있습니다.

#5 머리와 목의 균형을 유지하고 자세가 왼쪽이든 오른쪽이든 한쪽으로 치우치지 않고 몸통과 일직선을 유지하세요. 앉아 있을 때는 최대한 어깨의 힘을 빼고 편안하게 있습니다. 팔뚝은 자연스럽게 지면과 수평을 유지합니다.

#6 아무리 바른 자세라도 오랫동안 한 곳에 같은 자세로 앉지 않도록 하세요. 50분 정도 지나면 일어나 가벼운 스트레칭과 보행을 통해 몸 전체의 근육이 이완될 수 있도록 합니다.

내 몸에 딱 맞는 의자 고르는 법도 알아두면 좋습니다. 최근 허리 건강을 생각한 다양한 제품이 출시되어 사용자의 상황에 맞게 고를 수 있습니다. 제일 먼저 의자는 높낮이가 고정된 것보다는 자기 키(신장)에 비례해서 높이를 조절할 수 있는 게 좋습니다. 허리에 통증이 있는 분, 디스크가 있는 분이라면 요추지지대lumbar support가 있는 의자가 좋습니다. 컴퓨터 작업을 많이 하는 분, 목과 어깨 근육이 자주 뭉치는 분이라면 팔꿈치를 걸칠 수 있는 팔걸이armrest 의자가 좋습니다. 자주 목이 뻐근하거나 목디스크가 있는 분이라면 목받침대headrest가 있는 의자가 좋겠죠? 쿠션은 너무 푹신하지도 너무 딱딱하지도 않은 게 좋습니다. 종종 의자를 뒤로 젖혀 허리를 스트레칭할 수 있도록 틸팅tilting 기능까지 갖춘 의자라면 금상첨화일 겁니다.

선 자세

두 발로 오랫동안 서 있는 자세는 지구상의 모든 동물을 통틀어 인간만이 구사할 수 있는 능력입니다. 이 천혜의 능력이 현생인류에게 가져다준 축복은 이루 말할 수 없습니다. 하지만 중력을 거스를 수 있는 동물은 아무도 없습니다. 인간 역시 두 다리로 일어서면서 온몸으로 중력을 감당해야 했습니다. 일상에서 서 있는 자세는 의자에 앉아 있는 자세만큼이나 척추 건강에 직접적인 영향을 미칩니다. 설거지하는 주부, 진공청소기로 마룻바닥을 미는 어머니, 공장 기계 앞에서 일하는 노동자, 하루 종일 서서 근무해야 하는 백화점 직원 등 우리 척추는 오늘도 열일하면서 과중한 중력의 부담을 홀로 짊어지고 있습니다.

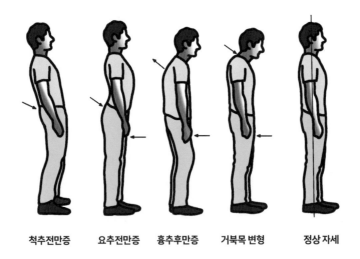

척추전만증　　요추전만증　　흉추후만증　　거북목 변형　　정상 자세

서 있는 것에도 앉아 있는 것처럼 바른 자세가 있습니다. 제일 중요한 건 오랫동안 같은 자세로 서 있지 않는 겁니다. 몸의 무게 중심을 오른쪽 발에서 왼쪽 발로 자연스럽게 이동시키면서 선 자세를 바꿔주는 게 좋습니다. 서 있을 때는 고개를 숙이지 말고 어깨를 곧게 편 채 가슴을 앞으로 조금 내밀고 양발을 어깨너비만큼 벌려 체중이 척추를 지나 양다리에 전체적으로 고르게 전달될 수 있게 합니다. 이때 허리가 아프다고 엉덩이를 오리 궁둥이처럼 밖으로 쭈욱 빼지 말고 최대한 안으로 집어넣습니다.

특히 서 있을 때 짝다리를 짚지 않는 게 좋습니다. 처음 할 때는 편안한 것 같아도 짝다리는 허리에 무리를 가해 자세를 흐트러뜨리고 점진적으로 자세를 무너지게 만듭니다. 하루 종일 서서 작업해야 하는 분이라면 가능한 경우 작업 테이블의 높이를 편안한 수준으로 조정합니다. 허리를 구부려야 하는 작업대는 장기적으로 척추에 무리를 줄 수 있으니까요. 서 있을 때는 한쪽 발을 걸상이나 상자 위에 올려놓고 몇 분 후에 발 위치를 바꾸는 동작을 반복합니다. 주방에서 작업하는 동안 싱크대 아래 캐비닛을 열고 캐비닛 안쪽에 한 발을 올려놓고 있는 거죠. 그렇게 5분에서 15분 있다가 발을 바꾸세요.

걷는 자세

두 발로 서 있는 자세만큼이나 걷는 자세도 척추 건강에 매우 중요합니다. 직립보행은 인간이 유인원의 지위에서 벗어나 걸음을 통해 두 손에 자유를 부여함으로 자연계를 지배할 수 있게 해주었습니다. 잘 걷는 것만으로도 건강한 허리를 유지할 수 있습니다. 올바른 자세를 습득하면 걸을 때 허리 통증을 예방하고 허리에 가해지는 부담과 하중을 많이 줄일 수 있습니다. 반대로 나쁜 걸음걸이는 허리 건강을 도리어 망칠 수 있습니다. 걸음걸이가 한 사람의 성격을 대변한다는 말처럼, 편안하고 바른 자세는 척추 건강뿐 아니라 보는 이에게 좋은 인상을 줍니다.

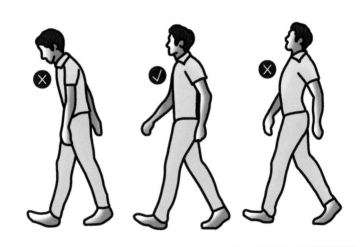

#1 먼저 허리를 앞으로나 뒤로 젖히지 않고 중립적인 위치를 유지하는 게 중요합니다. 구부정하게 허리를 앞으로 숙이거나 활보하듯 몸을 뒤로 젖히며 걸으면 허리에 무리를 줄 수 있습니다. 팔을 좌우로 심하게 흔들어 허리가 양쪽으로 뒤틀리지 않게 합니다.

#2 땅을 보고 걷는 건 허리에 안 좋은 습관입니다. 고개를 숙이고 걸으면 거북목이 될 수 있습니다. 걸을 때 되도록 고개를 들고 눈이 앞을 향하도록 합니다. 시야는 전방을 향하되 턱을 안쪽으로 당겨 몸의 무게 중심과 머리가 일직선이 되도록 안정적인 자세를 만듭니다.

#3 보폭은 너무 넓게 혹은 너무 좁게 가져가지 않도록 주의하고, 내 다리 길이의 절반 정도의 보폭을 유지하는 게 좋습니다. 허리가 안 좋다면 파워워킹은 자제하는 게 좋습니다.

#4 발로 땅을 디딜 때는 발꿈치가 제일 먼저 지면에 닿을 수 있도록 다리를 쭉 펴고 걷습니다. 까치발이나 무릎을 구부린 채 걷는 걸음은 허리에 쓸데없는 무리를 줄 수 있기 때문에 피해야 합니다.

누운 자세

현대인은 하루에 대략 3분의 1은 누워서 생활한다고 합니다. 그런 면에서 누운 자세는 우리가 일상에서 제일 오랫동안 취하는 자세기 때문에 특히 척추 건강에 중요합니다. 옆으로 누운 자세는 한쪽으로 허리를 뒤틀리게 만들어 허리 건강에 나쁜 영향을 미칩니다. 일부 척추 의사가 왼쪽으로 드러누운 자세가 건강에 좋다고 홍보하는 걸 본 적이 있는데, 만약 척추관협착증이 있다면 일부 그 자세가 좋을 수 있지만, 디스크가 있다면 도리어 정면으로 누운 자세가 좋을 수 있습니다. 그렇다면 과연 어떤 자세가 가장 허리에 나쁜 자세일까요?

단연 엎드려서 자는 자세입니다. 장시간 엎드린 자세는 척추에 가장 안 좋습니다. 엎드려서 자면 엉덩이와 등뼈가 천장을 향해 꺾이면서 목 인대와 척추가 틀어질 수 있죠. 이 자세는 척추의 자연스러운 곡선을 평평하게 만들기 때문에 장시간 척추에 압력을 가할 수 있습니다. 그뿐만 아니라 엎드려 자는 자세는 숨을 쉬기 위해 목이 옆으로 돌아가야 하므로 목과 허리 윗부분의 통증을 유발할 수 있습니다. 미용적인 측면에서도 엎드려서 자는 건 좋지 못합니다. 얼굴이 베개에 짓눌리면서 피부에 주름이 잡힐 수 있고, 자연스런 혈액순환도 방해하면서 눈가나 입 주변에 자국을 남깁니다. 베개에는 땀이나 비듬으로 인해 박테리아도 서식하기 때문에 얼굴에 여드름이 생기기도 쉽습니다.

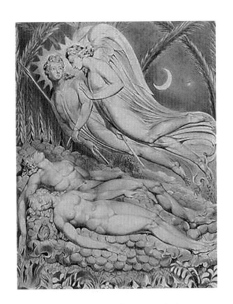

윌리엄 블레이크의 「잠든 아담과 이브」
예로부터 우리는 인간 창조가 누운 자세에서 나왔다고 생각했다.

가장 올바른 수면 자세는 천장을 정면에서 보고 눕는 자세입니다. 똑바로 누워서 자면 허리의 S자 곡선을 자연스럽게 유지할 수 있기 때문입니다. 뒤통수와 목, 척추를 일직선이 되게 하고, 겨드랑이와 사타구니 안의 각도가 45도가 되도록 팔다리를 대자로 뻗는 자세가 이상적입니다. 이때 어깨가 말려들어 가지 않도록 손바닥은 천장을 향하게 합니다. 무릎 뒤나 다리 밑에 작은 쿠션을 받치면 척추부터 엉덩이, 다리에 이르는 관절이 정상적인 곡선을 유지하도록 만들어 줍니다. 영국의 시인이자 화가였던 윌리엄 블레이크William Blake가 「잠든 아담과 이브」라는 그림을 그리면서 최초의 인간 아담과 이브가 똑바로 누워있는 자세로 곯아떨어진 장면을 화폭에 담아낸 건 이런 점에서 매우 의미심장합니다. 가장 편안한 자세가 가장 이상적인 자세인 법이죠.

척추관협착증, 척추전방위증	허리디스크	강직성척추염	목디스크
옆으로 누운 상태에서 양무릎 사이에 쿠션을 낀다.	바로 누운 상태에서 무릎 아래에 쿠션을 받쳐 준다.	반듯하게 누워 잔다. 하루 15-30분 엎드린 자세는 몸이 앞으로 굽는 걸 예방한다.	6-8센티미터 높이의 베개를 선택한다. 베개는 머리가 아닌 목을 받친다는 느낌으로 벤다.

척추질환자 숙면 자세

자세만큼 침구류 선택도 중요합니다. 특히 8시간 이상 우리 몸을 받쳐 주는 침대 매트리스는 그중에서 가장 중요한 침구류라고 할 수 있겠죠. 척추에 좋은 매트리스는 어떤 특징이 있을까요? 제일 중요한 점은 매트리스가 얼마나 체중을 잘 받쳐 주는가입니다. 너무 푹신한 매트리스는 자세 보존이 어렵고 불안정하기 때문에 도리어 척추 건강에 안 좋습니다. 골고루 분산하지 못하고 중앙 부분만 푹 파이기 때문에 자면서 계속 뒤척이게 만들죠. 부분적으로 꺼진 매트리스는 몸의 밸런스를 무너뜨려 허리 디스크의 원인이 됩니다. 연구에 의하면, 허리와 골반의 꺼짐이 최대 3센티미터가 넘어가면 허리에 바람직한 매트리스라고 할 수 없습니다.

다음은 척추 건강에 도움 되는 바람직한 수면 자세입니다.

#1 한쪽으로 기울거나 처지지 않는 단단한 매트리스를 선택합니다. 스프링 매트리스보다는 라텍스 매트리스가 좋습니다. 제일 중요한 건 매트리스의 탄력 정도입니다. 필요한 경우 매트리스 아래에 보드를 놓습니다. 일정한 쿠션을 위해 매트리스 위에 침구류를 깔 수 있습니다.

#2 베개는 너무 높은 것을 지양하고 척추와 목이 일직선으로 일치할 수 있는 높이가 가장 좋습니다. 뒤통수보다는 경추에 맞는 베개, 우묵한 U자형 베개보다는 볼록한 C자형 베개가 좋습니다. 머리가 아닌 목을 받친다는 느낌의 베개가 이상적입니다.

#3 허리를 활처럼 구부리고 새우잠을 자거나 엎어져서 자는 건 안 좋습니다. 허리의 S자 곡선을 유지하는 데 도움이 되는 정자세로 눕는 게 좋습니다.

#4 누운 자세에서 일어설 때는 옆으로 몸을 돌려 양 무릎을 세우고 침대 옆에서 다리를 내립니다. 손으로 몸을 밀어 올리고 일어나 앉으십시오. 이때 허리를 앞으로 굽히지 않도록 합니다.

들어 올리는 자세

가끔 가전제품이나 물통 등 무거운 물건을 들다가 허리가 삐끗하는 분들이 적지 않습니다. 최근 물류센터에서 택배 상하차를 하다가 허리가 아파서 내원한 환자 중에 디스크로 판명된 경우도 적지 않습니다. 물건을 드는 데 평소 쓰지 않던 힘을 주다가 허리에 무리가 갈 수 있고, 바람직하지 못한 자세로 물건을 들려다가 허리에 이상이 올 수 있죠. 가능한 무거운 물건을 들어 올리려 하지 않는 게 제일 좋지만, 어디 인생 모든 게 뜻대로 되는 건 아니죠? 어쩔 수 없이 무거운 물체를 들어야 한다면 어떤 자세로 드는 게 좋을까요?

#1 무거운 물건을 들기 전에 우선 발 밑이 평평하고 단단한지 확인하세요. 가끔 물건을 들다가 앞으로 쏠리거나 뒤로 넘어져 큰 부상을 입을 수 있기 때문입니다.

#2 허리 높이보다 낮은 물체를 집으려면 허리를 곧게 펴고 무릎과 엉덩이부터 구부립니다. 무릎을 곧게 세운 상태에서 물건 밑을 잡습니다. 이때 절대 허리를 앞으로 굽히지 마십시오. 테이블에서 물체를 들어 올리는 경우는 물체를 몸 가까이에 고정할 수 있도록 가장자리에 몸을 밀착합니다.

#3 들어 올리려는 물체 가까이에 넓은 자세로 서서 발을 땅에 단단히 지지합니다. 무릎을 구부려 몸통이 물체에 가깝게 합니다. 배 근육을 조이고 다리 근육을 사용하여 물체를 천천히 들어 올립니다. 천천히 무릎을 펴세요. 힘을 쓴다고 물건을 몸쪽으로 홱 잡아당기지 마세요.

#4 몸을 비틀지 말고 똑바로 일어섭니다. 물건을 들면서 앞으로 걸어
가지 말고 일단 물건을 들고 완전히 제자리에 선 다음 작은 보폭
으로 천천히 앞으로 걸어갑니다.

#5 반대로 물건을 내리려면, 이 동작을 역순으로 하면 됩니다.

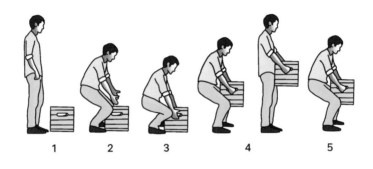

1. 들어 올리려고 하는 물건에 가깝게 다가서서 발을 넓게 벌려 준비한다.
2. 허리는 바로 세운 채 무릎과 골반을 굽혀 물건을 잡는다.
3. 물건을 꽉 잡고 골반은 굽힌 채로 무게를 몸 가까이 옮겨 다리를 펴면서 들어 올릴 준비
를 한다.
4. 자세를 유지하며 곧바로 천천히 들어 올린다. 이때 도중에 몸을 돌리지 않는다.
5. 물건을 내려놓을 때는 들어 올릴 때와 같은 방법으로 한다. 허리를 편 채로 골반과 무릎
을 굽혀 물건을 천천히 내려놓는다.

자세는 척추 건강에 매우 중요한 부분입니다. 나쁜 자세를 버
리고 좋은 자세를 매일 연습해서 척추질환이 감히 우리 몸에 발붙
이지 못하게 합시다. 다음 장에서는 자세 교정에서 빼놓을 수 없는
운동 이야기를 할까 합니다.

18장 | 운동이 척추를 망칠 수 있다?

자, 여러분은 이제 막 척추수술을 받았습니다. 결과는 성공적입니다. 이제 허리 건강을 유지하기 위해 인터넷이나 유튜브에서 적절한 운동법을 검색해 봅니다. 그중 하나가 마음에 듭니다. 왠지 동작을 시연하는 분이 마음에 들었는지도 모릅니다. 어쨌든 그 운동을 시작하려고 동네 마트에 가서 운동기구와 운동화를 삽니다. 기분 좋게 돌아와서 의욕을 갖고 당장 실천하려고 합니다. 그런데 잠깐! 잠깐 멈춰보세요. 척추수술 이후 환자가 선택할 수 있는 운동에 주의해야 할 동작이 있다는 거 아십니까? 지금 하려는 그 운동이 도리어 척추의 회복을 더디게 하고 통증을 유발할 수도 있다는 사실을 명심하셔야 합니다. 이번 장에서는 척추 건강을 위해 꼭 알아야 할 운동법에 대해서 알아보도록 하겠습니다.

가끔 허리에 통증을 느끼거나 만성통증으로 고생하고 있다면 평소 자세와 함께 자주 하는 행동이나 동작을 점검하는 게 필요합니다. 특히 나이가 들수록 허리 건강에서 운동이 차지하는 비중은 더 커집니다. 하루 대부분을 의자에 앉아서 생활하는 현대인들은 일상이 바쁘고 재미없다는 이유로 운동에 인색한 경우가 많습니다. 가까운 마트에 갈 때도 걸어가기보다는 꼭 차를 타고 가는 습관이 몸에 배어 있죠. 규칙적인 스트레칭 루틴을 확립하는 데 일정한 시간을 들이는 건 척추를 오랫동안 건강하게 지키고 요통의 예후를 좋게 가져가는 데 중요합니다. 그렇다면 척추에 좋은 스트레칭에는 어떤 것이 있을까요?

척추에 좋은 스트레칭

최근 요가의 매력에 빠진 분들이 많습니다. 오래전 인도에서 명상법의 하나로 시작된 요가는 오늘날 젊은이들을 중심으로 정신 건강뿐 아니라 신체 건강을 유지하고 체중을 관리하는 데 좋은 수단으로 인기가 높습니다. 요가는 약한 부위에 힘을 주고 꽉 끼는 부위를 펴서 불편함을 완화하는 데 도움을 줄 수 있습니다. 척추를 포함하여 다른 많은 장기의 움직임을 필요로 하는 요가는 전문가의 도움을 받아 주기적으로 연습하면 척추 건강을 유지하는 좋은 방법이 됩니다. 하지만 이미 허리 통증으로 고생하고 있다면, 요가를 시작하기 전에 의사나 전문가의 진단을 반드시 받는 게 중요합니다.

최근에는 전문적인 요가를 현대인의 입맛에 맞게 어느 정도 수정을 거친 동작으로 재탄생했습니다. 이를 상업적으로 판매하거나 교육 자료로 만들어 보급하는 업체도 적지 않습니다. 연예인 중에 요가 전도사를 자처하여 TV에서 고난이도 요가 동작을 보여주며 학원의 회원을 모집하는 경우도 있습니다. 사실 스트레칭의 관점에서 보자면 요가를 배우기 위해 전문적인 요기(요가 선생님)나 학원, 단체에 찾아갈 필요는 없습니다. 우리 일상에서 바로 따라 할 수 없는 동작이라면 금세 흥미를 잃고 우리의 관심에서 멀어질 것이기 때문이죠. 중요한 건 특정 요가 자세가 아니라 안전하고 반복적인 자세 습관을 들이는 겁니다.

허리에 좋은 스트레칭을 몇 개 설명하도록 하겠습니다. 이것들은 전부 저 역시 바쁜 와중에도 꾸준히 실천하고 있는 자세랍니다. 첫 번째는 고양이-소 자세cat-cow pose입니다. '비틸라사나'라고도 불리는 고양이-소 자세는 요가 중에서 대표적인 척추 스트레칭 자세로 꼽힙니다. 무릎을 꿇고 앉아서 상체를 앞으로 굽혔다 폈다 하는

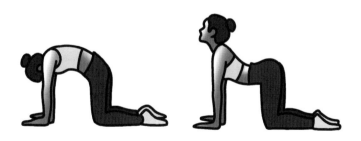

고양이-소 자세

이 자세는 바닥에 엎드린 상태에서 고개를 바닥으로 내리고, 숨을 마시면서 등을 공중으로 들어 올리는 자세를 만듭니다. 그리고 숨을 뱉으면서 척추를 바닥으로 내리면서 고개를 뒤로 젖혀주세요. 손과 무릎으로 균형을 잡는 것도 코어근육의 힘을 기르는 데에도 도움이 됩니다. 이 간단한 요가 자세는 특히 하루 종일 앉아 있는 분들에게 큰 도움이 됩니다. 단 요추 디스크나 전방전위증으로 치료 중인 환자에게는 권장하지 않습니다.

이름이 조금은 이상하지만, 새-개 자세bird-dog pose는 정상적인 척추 곡선을 유지하면서 코어근육을 강화하는 자세입니다. '파르스나 발라사나'라고도 불리는 새-개 자세는 먼저 손과 무릎을 매트 위에 올려 놓고 오른쪽 다리와 왼쪽 팔을 지면과 평행이 되도록 천천히 들어 올립니다. 턱은 안쪽으로 집어넣어 바닥을 응시합니다. 세 번 정도 숨을 참고 그대로 있습니다. 이후 반대로 왼쪽 다리와 오른쪽 팔로 같은 동작을 반복합니다. 이 운동은 요추의 기립근을 활성화하는 운동으로 한 세트에 두세 번 정도 반복할 수 있습니다.

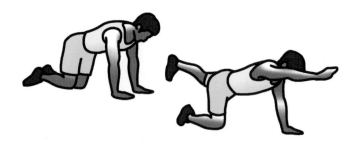

새-개 자세

이미 허리 통증이 있는 분이라면 아이 자세child's pose가 도움이 될 수 있습니다. '발라사나'라고도 불리는 아이 자세는 양쪽 다리를 붙이고 무릎을 꿇은 채 상체를 숙여서 이마가 바닥에 닿도록 합니다. 무릎과 발 모두 서로 붙이고 상체를 허벅지 위에 내려 그 자세에서 양손은 위로 뻗거나 몸통 쪽으로 내려둡니다. 몸 전체에 힘을 빼고 목과 어깨를 늘어뜨려 몸을 이완시키며 천천히 숨을 내쉽니다. 아이 자세는 무릎 사이의 간격에 따라 두 가지 방법이 있는데요. 편안하게 무릎을 벌리고 앉아 엄지발가락이 서로 닿게 한 상태에서 상체를 무릎 사이 바닥을 향해 내리고, 이마를 바닥에 닿게 하여 팔을 앞이나 뒤로 뻗는 자세가 있고, 두 무릎과 발 모두 서로 붙이고 상체를 허벅지 위에 내려서 취하는 자세가 있습니다. 앞으로 뻗은 손바닥은 매트 바닥을 향해도 되고 반대로 손바닥이 하늘 향해도 좋습니다.

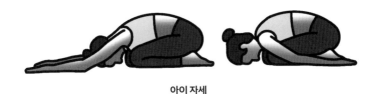

아이 자세

무릎-가슴 자세knee-to-chest pose는 골반이 앞쪽으로 기울어진 사람에게 자주 조여지는 척추 근육을 스트레칭하여 허리 아래쪽의 긴장을 완화하는 데 도움을 줍니다. '아파나사나'라고도 불리는 무릎-가슴 자세는 무릎을 구부리고 발을 바닥에 평평하게 놓은 채 매트 위에 등을 대고 눕는 것부터 시작합니다. 오른손을 오른쪽 무릎 뒤에 놓고 오른쪽 무릎을 천천히 가슴 쪽으로 당긴 다음 왼쪽 무릎을 가슴 쪽으로 가져옵니다. 이 자세를 15초에서 20초간 유지합니다. 힘을 빼고 한 다리씩 천천히 내려 시작 위치로 갑니다. 이 스트레칭을 3번 반복하는 것을 목표로 합니다.

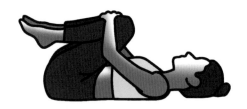

무릎-가슴 자세

척추에 좋은 운동

"허리에 좋은 운동에 뭐가 있어요? 제가 집에 돌아가서 열심히 해보려구요."

수술을 받고 퇴원하는 환자 중에는 척추에 좋은 운동을 소개해달라는 분들이 많습니다. 그럴 때마다 저는 무리하지 말라는 말을 제일 많이 합니다. 꾸준한 운동이 허리 건강에 좋다는 건 누구나 알고 있지만, 의욕만 앞선 잘못된 운동으로 오히려 허리에 무리가 가는 경우가 많기 때문이죠. 개똥도 잘 쓰면 약이 되지만 약도 잘못 쓰면 독이 되듯이, 잘못된 자세로 하는 운동, 힘만 들어간 과도

206

한 운동, 허리에 안 좋은 운동 등으로 디스크가 도로 터지는 일도 종종 생깁니다. 과연 척추수술 이후에 어떤 운동이 좋을까요?

가장 좋은 운동은 일단 쉬는 겁니다. 무한경쟁의 시대를 가로질러 정신없이 살아온 우리 몸뚱아리에 쉼을 선사하는 건 생체 리듬을 회복하고 건강한 생활 습관을 재부팅하는 데 꼭 필요한 과정입니다. 왜 엎어진 김에 쉬어간다는 말도 있잖아요? 저는 수술을 마친 환자에게 최소한 보름에서 한 달 정도 몸이 충분히 회복할 때까지 편안히 쉬라고 조언합니다. 이를 '리셋 과정'이라고 말합니다. 특히 추간판탈출증으로 고생한 적이 있는 환자라면 반드시 리셋 과정을 거치라고 합니다. 기본적으로 디스크는 근육처럼 운동한다고 해서 강화되지 않습니다. 보통 디스크는 신체가 영양학적으로 충분히 올라와 최적의 밸런스를 이루었을 때 생기를 얻습니다. 괜히 허리를 무리하게 꺾지 말고 일단 쉬어야 그간 몸의 무리한 하중을 받아내느라 고생했던 디스크도 쉴 수 있죠.

그렇다면 디스크가 탈출하여 고생한 환자라면 어떤 운동이 좋을까요? 디스크에 무리를 주지 않으면서 디스크를 싸는 주변 근육을 강화하는 운동이 좋습니다. 기립근을 강화하는 운동이 그 대표적인 예가 되겠죠. 앞서 언급했던 고양이-소 자세나 새-개 자세, 앞으로 설명하게 될 플랭크나 브릿지 등이 좋습니다. 처음에는 가볍게 흉내만 낸다는 느낌으로 시작해서 서서히 운동 강도를 높여 올바른 자세로 운동한다면 시간이 흐르면서 자연스럽게 기립근에 힘이 붙으며 디스크 전반을 잡아줄 수 있습니다. 욕심이 앞서 세트를 과도하게 늘리거나 강도를 높이다 보면 필요 이상으로 디스크에 압박감을 주기 때문에 조심해야 합니다. 이러한 사례는 평소 건강에 자신감이 있는 20~30대 젊은 층에서 많이 발생합니다.

걷기는 가장 손쉬운 운동이죠. 걷기는 현대인이 허리에 부담을 최소화하면서 가볍게 신체활동의 수준을 올릴 수 있는 간편한 운동입니다. 독일의 문호 괴테는 '인생의 아름다움을 보기 원하는 사람이라면 때로 혼자 걸어도 좋다.'고 말했답니다. 산책은 세사世事의 번잡한 생각을 정리하고 근심과 걱정에서 잠시 벗어날 수 있게 해주기 때문에 정신 건강에도 좋습니다. 걷기는 하루에 30분 정도 시간을 정해 놓고 약간 빠른 속도로 걷는 게 좋습니다. 그렇다고 요즘 아줌마들 사이에서 유행하는 파워워킹이나 속보는 자칫 허리에 무리를 줄 수 있으므로 바람직하지 않습니다. 허리디스크 완화를 위해서는 어떻게 걷는가보다는 꾸준히 걷는 게 가장 중요합니다. 걷기는 복부 비만을 해결하는 데 도움 되고 체내 혈액순환을 원활하게 하여 허리 건강에 큰 도움을 줍니다. 저 역시 아무리 시간이 없어도 평소 걷기를 실천합니다. 부담 없이 오래 할 수 있는 운동 중에 걷기만 한 게 없더군요.

수영은 걷기에 싫증을 내는 환자에게 좋은 대안이 됩니다. 최근 서양에서 물의 부력을 이용해 척추에 무리를 덜어주는 아쿠아로빅aquarobics도 허리디스크 환자에게 좋은 운동으로 알려져 있습니다. 물의 부력으로 관절과 척추의 부담을 덜고 물의 저항으로 근력을 강화하는 장점이 있어 평소 걷기에 부담을 느끼는 임산부나 노령 환자에게 인기가 많죠. 특히 몸을 물에 담글 때 신진대사를 원활히 하고 체온을 올리는 효과가 있어 예로부터 수치료 원리 중 하나로 여겨졌습니다. 하지만 아쿠아로빅이라도 물속에서 천천히 걷는 운동 정도가 바람직하며 척추수술 이후 허리를 뒤로 과도하게 젖히는 접영이나 허리를 많이 움직여야 하는 평영은 허리 통증을 유발할 수 있으므로 피하는 게 좋습니다.

자전거를 타는 것도 허리디스크에 문제가 있는 사람에겐 좋지 않은데요. 자전거 위에 올라 허리를 앞으로 구부리면 디스크에 압력이 올라갈 수밖에 없고 다리에 힘을 주어 달리다 보면 하지를 누르는 신경으로 방사통이 도질 수 있습니다. 자전거가 근지구력을 키우고 폐활량을 올리는 데 도움을 주는 운동임에는 틀림없지만 디스크 수술을 받은 환자라면 피해야 합니다. 하지만 척추협착증 환자는 허리를 펴서 걷는 운동이 신경인성 파행증상을 유발할 수 있으므로 오히려 허리를 굽혀서 운동하는 실내자전거 타기가 도움이 됩니다. 이 밖에 허리를 한쪽으로 비트는 운동인 골프나 한 손에 라켓을 들고 뛰어야 하는 테니스나 배드민턴, 격렬한 전신 활동이 요구되는 스쿼시, 데드리프트 들기나 피트니스센터에서 하는 근력 강화 운동(웨이트 트레이닝) 등도 당분간 자제해야 합니다.

어떻게 보면 피트니스센터보다는 가벼운 동작을 반복하는 홈트가 척추수술 이후 이상적인 운동일 수 있는데요. 최근 방송을 통해 홈트가 유행을 타면서 너도 나도 실내에서 간단히 할 수 있는 운동이 인기를 끌고 있습니다. 모 연예인이 TV에 나와서 직접 시연하면서 화제가 되었던 플랭크plank는 자세를 마치 '널빤지'처럼 허리를 편 상태에서 엎드려 허리 근육을 강화하고 엉덩이를 비롯한 하체에 힘을 기르는 운동입니다. 이 운동은 코어근육과 대퇴근 모두를 강화하는데 이상적인 운동입니다. 방법은 먼저 팔을 매트에 대고 엎드린 상태에서 중심을 잡고 몸을 들어 올려 팔뚝과 발가락의 힘으로 버팁니다. 이때 척추가 지면과 수평을 유지하고 있는지 확인합니다. 허리가 처지거나 엉덩이가 위로 떠서는 안 됩니다. 이런 상태를 20~30초간 유지한 다음 바닥으로 천천히 몸을 내립니다. 이 자세를 2회에서 5회 가량 반복하는 것을 목표로 합니다. 단 이 자세는 수술을 집도한 의사와 상의한 다음 시도해야 합니다. 플랭크가 코어근육을 키우고 디스크 환자의 재활을 돕는 데 좋은 운동임에는 분명하나 척추수술을 받은 직후에는 허리에 무리가 갈 수 있기 때문이죠. 특히 디스크로 수술을 한 직후에는 복압이 올라갈 때 디스크 재발의 위험이 높아 더욱 조심해야 합니다.

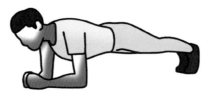

플랭크

스쿼트Squat 역시 플랭크와 마찬가지로 실내에서 할 수 있는 대표적인 운동인데요. 발을 어깨너비로 벌린 후 허벅지가 수평이 될 때까지 여러 번 '쭈그리고 앉았다' 일어난다고 해서 스쿼트라는 이름이 붙었습니다. 스쿼트는 여러 근육 중에서도 둔부와 햄스트링 그리고 허리를 강화하는 데 도움을 줍니다. 방법은 간단합니다. 일단 양발을 어깨너비 정도로 벌리고 선 자세에서 정면을 똑바로 보고 중심을 잡습니다. 복부를 팽팽하게 유지한 다음에 마치 의자에 앉은 것처럼 무릎을 90도 정도로 천천히 구부립니다. 이때 두 팔은 지면과 수평이 되도록 앞으로 쭈욱 뻗습니다. 이 자세에서 먼저 다리에 힘을 주고 엉덩이를 오므리며 상체를 끝까지 올립니다. 이때 상체를 앞으로 숙이거나 뒤로 젖혀져서는 안 됩니다. 이를 10회에서 20회 가량 반복합니다.

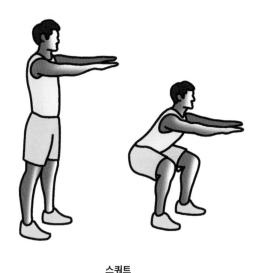

스쿼트

이 밖에 브릿지bridge도 스쿼트와 함께 시도해볼 수 있는 운동인데요. 스쿼트보다 난이도가 높기 때문에 시도하기 전에 의사와 먼저 상담을 추천합니다. 브릿지는 기립근과 대퇴근 그리고 등 근육 전반을 강화하는 데 도움을 줍니다. 방법은 다음과 같습니다. 무릎을 구부리고 발을 바닥에 평평하게 대고 몸통 옆에 팔을 놓고 등을 대고 눕습니다. 몸의 중심을 잡고 엉덩이에 힘을 줍니다. 자세를 유지한 상태에서 바닥에 붙은 엉덩이를 천천히 위로 들어 올립니다. 이때 골반을 좌우로 비틀지 않고 수평으로 유지해야 합니다. 엉덩이를 올릴 수 있을 때까지 올려봅니다. 이 자세를 5초간 유지하고 천천히 출발 위치로 돌아갑니다. 10번 정도 반복을 목표로 합니다.

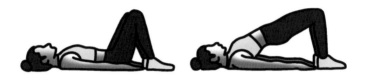

브릿지

이 밖에 SNPE운동법, 즉 자가자세운동Self Natural Posture Exercise 도 척추운동으로 좋은 방법입니다. SNPE운동법은 환자가 굳이 병원을 내원하지 않고도 자기 집에서 손쉽게 자세를 교정하는 장점이 있습니다. 기존의 운동이나 증세를 해결하는 방법이 타인에 의존한 방법이었다면, SNPE는 증세를 느끼는 본인이 자신의 노력으로 본래의 자세를 회복하여 비뚤어진 자세와 척추를 바로잡는 셀프 운동법이라 할 수 있습니다. 이 운동법은 본래 한의사였던 최중기 교수에 의해 개발되었고, 이후 많은 임상 치료사가 조금씩 수정을 거쳐 오늘에 이르렀습니다. 최 교수가 치아 교정을 받으면서 꾸준히 보철을 통해 부정교열이 치료되는 과정을 체험하면서 틀어진 척추와 골반도 탄력벨트와 각종 보조기를 통해 바로 잡을 수 있겠다는 아이디어에서 출발했습니다. 저 역시 내원한 환자분에게 SNPE운동법을 소개하고 있습니다. 그러나 운동을 하면서 무엇보다 중요한 것은 과유불급, 즉 지나치지 않는 게 제일 좋다는 사실을 명심하는 것입니다.

19장 척추가 좋아하는 음식과 생활 습관

독일 속담에 '먹는 게 바로 그 사람이다Der Mensch ist was er ißt.'라는 말이 있다고 합니다. 매우 의미심장한 말이 아닌가요? 인간은 그 자체로 총체적인 존재입니다. 먹는 대로 그게 피와 살이 되어 한 사람을 형성하고 꼴 짓습니다. 좋은 걸 먹으면 좋은 사람이 되고, 나쁜 걸 먹으면 나쁜 사람이 됩니다. 어쩌면 이는 만고의 진리 아닐까요? 콩 심은 데 콩 나고 팥 심은 데 팥 나는 거죠. 컴퓨터업계에서도 '쓰레기 정보를 입력하면 쓰레기 결과가 나온다garbage-in garbage-out.'는 뜻의 기고GIGO도 있으니까요. 그런 의미에서 예로부터 '식약동원食藥同原', 즉 음식과 약은 그 근원이 같다 하여 삼시 세 끼 먹는 음식의 중요성을 강조했나 봅니다.

척추도 마찬가지입니다. 전체적으로 영양이 나빠지면 당연히 척추에도 나쁜 영향을 미칠 수밖에 없습니다. 몸이 아프고 상태가 불량한데 척추가 좋을 리 없잖습니까? 몸에 좋은 음식은 당연히 척추에도 좋을 수밖에 없고, 뼈에 좋은 음식은 당연히 척추에도 좋을 수밖에 없습니다. 생활 습관도 마찬가지입니다. 몸의 밸런스를 지켜주는 생활 습관은 척추 건강에도 긍정적인 법입니다. 매일 줄담배와 폭음을 즐기는 몸이 규칙적인 운동과 충분한 수면을 유지하는 몸과 같을 수가 없겠죠. 이번 장에서는 척추가 좋아하는 음식과 생활 습관에 대해서 여러분과 이야기를 나눠볼까 합니다.

입이 먹는 건 척추가 먹는다

우리 입으로 들어가는 음식은 모두 척추가 받아먹습니다. 부실한 식사, 편중된 영양, 게으른 일상은 대번 수술 이후 척추 건강에 악영향을 미치죠. 잘 먹어야 척추도 바로 섭니다. 척추 건강을 위해서는 칼슘과 비타민, 섬유질이 풍부한 음식을 먹어야 합니다. 특히 디스크 수술을 받은 환자라면 약을 제외하고 매일 먹는 음식에서 재활에 필요한 모든 필수 성분을 섭취해야 합니다. 음식과 척추 건강 사이에는 놓쳐선 안 될 모종의 상관관계가 있습니다.

그렇다면 어떤 음식이 척추에 좋을까요? 제일 먼저는 물입니다. 어떤 분은 '물이 음식이라고?' 고개를 갸우뚱할 수 있을 겁니다. 우리 몸은 70퍼센트 이상 물로 구성되어 있습니다. 인간은 음식을 먹지 않고도 5주까지는 견딜 수 있지만 물이 없으면 5일도 넘기지 못한다고 합니다. 이처럼 몸 밖으로 많은 물이 빠져나가면 당장 생

명이 위태롭죠. 뛰거나 운동할 때, 등산할 때 몸에 탈수가 오지 않
도록 꾸준히 수분을 섭취하는 게 매우 중요한 이유입니다. 척추도
물이 필요합니다. 디스크 환자에게 "평소 물을 많이 드세요."라고
이야기하면 대부분 의아해하십니다. 개중엔 '의사가 약은 안 주고
물만 먹으라 한다.'고 투덜대는 분도 계시죠. 그런데 물은 지구상에
서 가장 완전한 식품이자 모든 생명체가 생명을 영위하는 데 절대
적으로 필요한 음식입니다. 상선약수 上善若水라는 옛말이 괜히 있
는 게 아닙니다.

특히 척추는 물을 좋아하는 녀석입니다. 겉으로 보기에 뼈는 단
단해 보이지만, 실제로 전체의 20퍼센트가 수분으로 구성되어 있
습니다. 척추 사이에 위치한 추간판 역시 말랑한 재질에 싸인 젤리
상태로 존재하기 때문에 언제나 외부에서 수분이 적절히 공급되어
야 탄력과 회복력을 유지할 수 있죠. 결국 촉촉이 젖어 있는 척추
가 훨씬 건강하다는 말이 됩니다. 수분이 디스크의 탄력과 직결됩
니다. 디스크에 압력이 가해지면 수분이 많은 디스크는 탄력이 있
어 충격을 충분히 완충합니다. 하지만 수분이 부족한 디스크는 탄
력을 잃어 충격을 제대로 완충하지 못하고 그대로 손상을 입게 되
죠. 노년층에서 디스크 환자가 많은 이유가 바로 여기에 있습니다.

물이 우리 몸에 들어와서 하는 역할은 놀랍습니다. 한 잔의 물
은 신진대사와 혈액순환을 촉진하고 피부노화를 지연합니다. 또
한 물은 장운동을 촉진하고 변을 부드럽게 해주어 변비를 없애줍
니다. 어디 그뿐입니까? 물은 체온을 낮춰주고 노폐물을 몸 밖으로
배출해 주죠. 그렇다면 이렇게 좋은 물을 하루에 어느 정도 마시는

게 좋을까요? 사람마다 약간의 차이는 있겠지만, 성인 기준으로 하루 1.5~2리터 정도는 마셔야 합니다. 소변이 누렇다면 체내 수분이 모자란다는 적신호이기 때문에 바로 물을 마셔줍니다. 최근에 물 대신 커피나 녹차를 즐겨 드시는 분이 많은데요. 카페인이 들어간 음료는 도리어 수분을 몸 밖으로 배출하는 이뇨작용 때문에 물보다 나을 게 하나도 없습니다. 척추는 그냥 물이면 충분합니다.

척추는 우리 몸을 세우는 뼈입니다. 뼈의 주성분은 단백질과 콜라겐, 각종 미네랄인데요. 특히 미네랄 중에서 칼슘의 비중이 제일 크죠. 콜라겐은 인산칼슘을 콜라겐 구조물에 결합하기 위한 뼈대를 제공하고, 미네랄 중에서 칼슘은 뼈를 단단하고 튼튼하게 만드는 시멘트 역할을 합니다. 시멘트가 부실하거나 덜 들어간 건물이 토대 위에 제대로 서 있을 수 있을까요? 아마 조금만 충격을 가해도 와르르 무너지고 말겠죠. 이렇듯 체내에 존재하는 칼슘의 99퍼센트는 치아와 골격을 구성하는 데 쓰이고 나머지 1퍼센트는 혈액 및 체액에 존재합니다.

척추도 마찬가지입니다. 전문가들은 척추 건강을 위해 평소 뼈의 핵심 구성성분인 칼슘의 섭취를 강조합니다. 특히 칼슘은 체내에서 합성이 되지 않기 때문에 반드시 음식의 형태로 섭취해 줘야 합니다. 그런데 척추를 튼튼하게 유지하려면 칼슘과 함께 비타민D도 충분히 섭취할 필요가 있습니다. 왜일까요? 비타민D가 칼슘의 체내 흡수를 돕기 때문입니다. 비타민D는 부갑상선 호르몬과 함께 혈장의 칼슘 항상성을 유지하는 데 작용합니다. 체내에 비타민D가 부족할 경우 구루병이나 골연화증, 골다공증처럼 뼈가 부러지고 휘는 사태가 발생하는 이유도 바로 여기에 있습니다.

그렇다면 칼슘이 풍부한 음식에는 어떤 것들이 있을까요? 대번에 멸치가 떠오를 겁니다. 맞습니다. 멸치에는 100그램당 약 500밀리그램의 칼슘이 들어 있다고 하니 칼슘의 보고_{寶庫}라고 할 만하죠. 이 밖에 정어리나 참치 등에도 칼슘이 많이 들어있습니다. 이런 등푸른생선은 칼슘과 함께 비타민D도 들어있으니 척추 건강을 지키는 데 일석이조라 할 수 있습니다. 또한 우유는 일상에서 가장 손쉽게 칼슘을 섭취할 수 있는 식품입니다. 하루 한 잔의 우유로 골다공증과 기타 근골격계 질환의 위험성을 낮춰주죠. 저녁에 따뜻한 우유는 숙면에 도움을 주기도 합니다. 이 밖에 두부도 풍부한 콩 단백질과 함께 칼슘이 함유되어 있어 척추에 좋은 음식입니다. '두부를 먹지 않으면 골이 빈다.'는 속담이 있을 정도죠. 프라이팬에 살짝 기름을 두르고 두부에 소금 한 꼬집 뿌려 앞뒤로 부쳐내면 한 끼 반찬으로 손색이 없습니다. 또한 사골은 특히 노화에 따른 퇴행성 척추질환에 좋은 음식입니다. 국통에 우족과 사골을 넣고 약한 불로 장시간 끓여낸 사골 국물은 척추에 더없이 반가운 우군이 되어 줍니다.

칼슘은 먹는 것만큼이나 지키는 것도 중요합니다. 칼슘을 섭취한다고 해서 모두 흡수되는 건 아니기 때문이죠. 몸에서 칼슘이 빠져나가도록 돕는 흡연이나 음주를 피하는 게 무엇보다 중요합니다. 칼슘 흡수에는 단백질과 인, 그리고 나트륨의 관계도 중요합니다. 칼슘을 아무리 많이 섭취해도 단백질을 함께 많이 먹으면 소변으로 칼슘이 빠져나갑니다. 인 또한 장에서 칼슘과 결합하여 물에 녹지 않는 인산염을 형성하고 이는 칼슘이 장에서 흡수되는 것을 방해하는 물질로 작용합니다. 체내 칼슘과 인의 비율이 1:1일 때가 가장 이상적인데, 만약 인의 비율이 올라가면 우리 몸은 자동으로 뼈에서 칼슘을 뽑아내면서까지 이 비율을 맞추려고 합니다. 골다공증이 생기는 이유가 여기에 있죠. 그럼 인은 어디에 많이 들어 있을까요? 대부분 가공식품, 즉 햄이나 소시지, 라면, 탄산음료 등에 많이 함유되어 있습니다. 과다한 육류와 단백질 섭취, 탄산음료, 맵고 짠 음식 등은 체내에서 칼슘의 흡수를 저해하므로 평소 섭취량을 줄여야 합니다.

허리에 좋은 음식	허리에 나쁜 음식
물, 칼슘(멸치, 우유, 사골, 두부), 비타민 C(과일, 채소, 부추), 비타민D(연어, 다랑어, 참치), 비타민K(시금치, 청경채, 브로콜리)	탄산음료, 가공식품, 맥주, 소주, 막걸리, 담배, 커피, 녹차, 홍차, 기름진 음식, 맵고 짠 음식, 지나친 육류

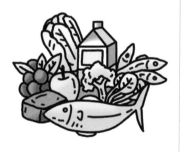

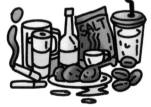

잘 자는 게 척추에도 좋다

간디는 "매일 밤 나는 잠에 들면서 죽고 다음 날 잠에서 깨면서 다시 태어난다."고 말했습니다. 정말 멋진 말입니다. 수면은 우리가 매일 마주하는 작은 죽음 la petit mort 입니다. 우리는 모두 잠을 통해 어제의 몸을 버리고 새로운 몸을 입은 채 무덤에서 올라오는 것과 같습니다. 『성서』에는 버려진 골짜기에 마른 뼈들이 살아나는 장면이 등장합니다. 상징적으로 수면은 뼈에 힘줄이 붙고 살이 덮이는 소생의 과정을 반복하는 것입니다.

수면은 척추 건강에도 필수 디딤대와 같습니다. 수면부족이나 불면증은 신체 교란과 함께 자세 이탈을 가져옵니다. 평소에 잠을 잘 자지 못하는 분들이라면 커피나 홍차 같은 카페인이 함유된 음료는 자제하는 게 좋습니다. 가벼운 음주가 수면을 불러온다며 잠자리에 들기 전에 술을 마시는 분들이 계신데, 이는 착각입니다. 수면 중에도 체내 알코올을 분해하기 위해 몸은 쉬지 못하고 끊임없이 일을 해야 하기 때문입니다. 게다가 야뇨증을 일으켜 한밤중에 선잠이 지속되거나 자세를 자주 바꾸면서 허리에 무리가 가는 경우도 발생할 수 있습니다. 양질의 수면을 위해 저녁 식사를 조절하고 간단한 운동이나 미지근한 물로 샤워를 하는 건 좋은 습관입니다.

우리는 8시간, 즉 하루의 3분의 1을 잠자는 데 씁니다. 침대에 누워 잠을 자는 건 인간이 하루 중에 하는 가장 긴 행위라고 할 수 있죠. 따라서 척추질환의 종류와 증상, 허리 상태에 따라 수면 자

척추는 답을 안다

세도 달라질 수밖에 없습니다. 먼저 허리디스크 환자는 빠져나온 디스크로 인해 주변 신경이 눌리며 염증과 허리 통증, 다리 저림을 겪기 때문에 수면 방해를 겪는 경우가 제일 많습니다. 침대에서 통증을 완화하기 위해서는 천장을 보고 누운 상태에서 무릎 밑에 쿠션이나 베개를 받쳐 주는 게 좋습니다. 무릎이 허리보다 올라가면 척추가 S자를 그리며 허리에 가해지는 압력이 줄고 통증이 줄어들 수 있기 때문이죠. 반대로 허리를 굽히고 자거나 한쪽으로 웅크리며 새우잠을 자는 건 도리어 디스크로 인한 통증이 악화할 수 있습니다.

반면 협착증은 디스크와 정반대라고 할 수 있습니다. 협착증 환자는 허리를 펴면 도리어 척추관이 좁아지면서 신경에 더 압박이 가해질 수 있습니다. 침대에서 옆으로 누운 상태에서 양 무릎 사이에 쿠션이나 베개를 끼고 자는 자세가 좋습니다. 옆으로 누우면 척추관이 넓어져 통증 완화에 도움이 되기 때문이죠. 참고로 베개는 경추가 C자 곡선을 유지할 수 있도록 부드럽고 낮은 것을 선택합니다. 목 협착증이나 거북목 변형이 심한 환자가 낮은 베개를 사용하면 목이 뒤로 많이 젖혀지게 되면서 신경이 눌려 통증이 생길 수 있습니다. 시중에 목디스크 환자를 위한 베개가 나와 있으니 본인의 경추 모양을 고려하여 신중히 고르는 게 좋겠죠. 누구에게나 낮은 베개가 좋은 건 아닙니다. 또한 수술 후 수술 부위가 걱정되어 보조기를 차고 잠자리에 드는 경우가 있는데요. 수면 중 보조기 착용은 오히려 수술 부위의 통증을 유발할 수 있어 잘 때는 보조기를 푸는 게 더 좋습니다.

추간판탈출증의 수면 자세	척추관협착증의 수면 자세
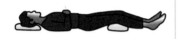	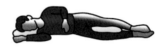

척추질환별 적절한 수면 자세

『성경』에는 아담이 곯아떨어지자 갈빗대를 꺼내 여자를 만드는 이야기가 나옵니다. 갈빗대가 빠지는 것도 모를 정도로 잠을 자는 건 축복이겠지만, 현실적으로 현대인에게 숙면하는 게 그리 말처럼 쉬운 건 아닙니다. 사실 어느 정도 주변 정리와 습관화 등 개인적인 노력이 필요합니다. 수면 시간을 오락가락하지 않고 일정한 시간대를 정해 놓고 습관처럼 잠자리에 드는 게 좋습니다. 잠자리에 들기 직전 TV나 스마트폰을 장기간 시청하는 건 숙면을 방해하는 습관입니다. 침실은 암막커튼이나 조명을 이용하여 최대한 어둡게 유지하고, 주변에 수면을 방해하는 물건들은 깔끔하게 치워두는 게 좋습니다. 침실을 따로 분리하거나 격리할 수 없다면 인터넷에서 수면용 안대를 구입해서 사용하는 것을 추천합니다. 저도 하나 써봤는데요. 싸고 너무 좋더라구요.

수면 시 침실의 조명뿐 아니라 온도와 습도 역시 중요합니다. 여러 의견이 있지만, 침실의 적정 수면 온도로는 섭씨 18~21도, 습도로는 최소 50퍼센트 이상이 적당하다고 생각합니다. 너무 뜨거우면 숙면의 조건을 해칠 수 있고, 너무 차가우면 도중에 잠에서 깰 수 있습니다. 이상적인 이불 속 온도는 체온보다 낮은 30도가

척추는 답을 안다

적당합니다. 이불 속 온도가 너무 낮으면 체온 상승에 불필요한 에너지를 쓰게 돼 숙면을 방해합니다. 또한 맨몸으로 자는 것보다는 얇은 잠옷을 걸치는 게 좋습니다. 옷은 온도와 습도에 대해 일정한 완충 작용을 해주기 때문이죠. 이불을 들췄을 때 몸에 찬바람이 들지 않게 하여 숙면을 돕습니다. 다만 누웠을 때 허리를 누르거나 압박하는 단추나 허리띠, 여러 걸리적거리는 것들이 달린 잠옷은 좋지 않습니다.

20장 | 척추질환에 관한 흔한 질문

병원 진료실에 있다 보면 전국에서 환자들이 오십니다. 디스크로 오시는 분들, 협착증으로 오시는 분들, 지역과 이유만큼 연령과 성별, 증상도 다양하죠. 그렇게 진료를 볼 때면 흥미로운 사실을 하나 발견하게 됩니다. 그것은 환자들이 공통으로 묻는 질문이 대부분 정해져 있다는 사실이죠. 이번 장은 진료실에서 환자들이 자주 묻는 질문FAQ으로 엮어보았습니다. 어쩌면 책을 읽고 있는 독자분도 같은 질문을 하고 계실지 모르겠습니다. 지면의 한계 때문에 모든 질문을 담지는 못하고 그중에서 대표적으로 네 개의 질문을 뽑아 보았습니다.

얼마 전 허리에 내시경척추수술을 받았습니다. 수술은 만족스러웠지
만 다른 걱정이 앞섭니다. 주변에서 허리디스크는 자주 재발한다고
하더군요. 이게 정말 사실인지, 재발을 막으려면 어떻게 해야 하는지
알려주세요.

대체 어디서 시작된 건지 모르겠지만, 디스크질환이 소위 '고질
병'이라는 소문이 주변에 많은 거 같습니다. 어떤 책은 디스크에 칼
을 대는 순간 100퍼센트 재발한다며 절대 수술하지 말라고 조언
합니다. 인터넷을 보니 디스크 수술 후 5년 내 재발률이 30~40퍼
센트나 된다는 보도도 있습니다. 정말 그럴까요? 많은 분이 저에
게 하는 질문 중 하나가 내시경수술은 재발한다는 말이 많은데 정
말 그렇냐는 겁니다. 결론부터 말씀드리자면 그렇지 않습니다. 이
부분은 자신 있게 말씀드릴 수 있습니다. 인터넷으로 접하는 내용
들은 척추내시경수술이 도입되던 초기 단계에 나온 통계 수치들이
며, 종래 절제술이 가장 보편적인 척추수술 중 하나였을 때 이야기
입니다. 최근 척추내시경수술은 비약적으로 발전했고 양방향내시
경수술이 도입되면서 기존 내시경수술과 현미경수술의 장점을 모
두 갖추며 통계를 뒤집고 있습니다. 최근 논문들은 내시경수술과
현미경수술의 재발률에는 차이가 없다는 보고가 많으며 오히려 빠
른 일상 복귀로 회복에 도움이 된다고 밝히고 있습니다.

그럼에도 세상에 완전무결한 수술이란 없습니다. 내시경척추
수술 역시 일정한 한계가 있을 수 있으며 간혹 재발 및 후유증이

있을 수 있습니다. 그렇다면 수술을 받았는데도 불구하고 디스크가 재발하는 이유는 무엇일까요? 역시 생활 습관의 문제를 언급하지 않을 수 없습니다. 디스크질환은 나쁜 자세와 부적절한 생활 습관, 부주의한 활동과 노화, 사고, 외부 충격 등 다양한 요인에 의해 발병합니다. 아무리 명의가 수술을 집도했다고 해도 환자의 생활 습관까지 바꾸진 못하기에 수술 이후 환자의 라이프스타일이 변하는 게 제일 중요한 거죠. 평소 먹고 싶은 거 다 먹고 하고 싶은 거 다 하면서 척추가 언제나 내 곁에서 든든히 버텨 줄 거라고 기대하는 건 좀 욕심꾸러기 같은 생각 아닐까요? 과거 몸에 밴 습관은 버리기 힘든 데다 건강한 습관은 의도적으로 노력해야 가질 수 있으니 손쉽게 예전 생활로 돌아가는 겁니다. 저와 금연하기로 단단히 약속해 놓고 언제 그랬냐는 듯 하루 한두 갑씩 담배를 피우던 환자가 4주 만에 수술한 부위에 디스크가 터져 다시 내원하는 모습을 보고 저는 절망합니다.

특히 한번 손상된 디스크는 퇴행이 빨라지고 탄력이 저하되기 때문에 수술을 받았다고 절대 다른 디스크가 터지지 않을 거라고 마냥 안심할 수는 없는 노릇입니다. 젊은 환자라 해도 디스크의 퇴행이 급격하거나, 인접한 분절에 추가적인 디스크가 있는 경우 재발률이 올라갑니다. 직업에서 오는 부담과 스트레스, 외부 충격은 수술이 해결해 줄 수 없는 재발의 근본적인 원인을 제공합니다. 택배나 인력, 잡부 등 특정 직업은 지속적으로 허리에 무리를 가해 수술한 이력과 상관없이 항상 추간판탈출증의 위험에 노출되어 있습니다. 제일 바람직한 건 수술 이후 해당 직업을 그만두고 허리에 그렇게 부담이 되지 않는 새 직업을 갖는 것인데, 어디 그게 그렇게 마음대로 되는 건가요?

환자의 느슨한 마음가짐도 재발의 한 요인이 되기도 합니다. 뒷간 들어갈 때와 나올 때 마음이 다르다는 말처럼 허리가 아플 때는 당장 이 놈의 통증만 없다면 세상 살 것 같다고 하시던 환자도 수술 뒤에는 언제 아프기라도 했냐는 듯 과거의 아픔을 싹 잊어버리고 마는 게 인지상정이죠. 과거의 고통은 그렇게 망각 속에 접어두고 '설마 또 아프겠어?'하는 심정으로 마음 놓고 사는 겁니다. 운동도 안 하고 식단 조절, 체중 조절도 안 하고 정기적으로 병원에 오라는 의사의 말도 한 귀로 흘려보내고 있다가 통증이 다시 도지면서 "어이쿠야!" 하면서 다시 병원을 찾는 일이 반복되죠. 실제 많은 재발환자가 첫 번째 발병과 같은 원인으로 다시 병원을 찾습니다. 다시 그 끔찍한 고통을 느끼지 않으려면 생활부터 바꾸어야 합니다.

만약 척추질환이 재발했다면 어떻게 해야 할까요? 제일 중요한 건 재발의 원인을 정확하게 판단하는 일입니다. 위에 언급한 여러 요인 중에서 나에게 해당하는 게 어떤 것인지 정확히 알아야 그에 맞는 조치를 취할 수 있으니까요. 수술했던 부위가 다시 말썽을 일으켰다면 수술을 받았던 주치의를 먼저 찾아 정확한 진단과 치료를 받는 게 우선입니다. 수술을 담당했던 의사가 이전 수술을 통해 환자의 척추 상태를 전체적으로 가장 잘 알고 있는 의료진이기 때문입니다. 하지만 후속 조치에도 증상이 나아지지 않는다면, 새로운 의료진을 찾는 것이 나은 방법일 수도 있습니다. 재발성 디스크에 대한 수술적 치료는 처음보다 더 까다롭고 위험 부담이 있어 추가 수술이 필요한 상황임에도 적극적으로 수술을 제시하지 못할 수 있기 때문입니다. 치료 시기가 늦어지면 수술을 하더라도 후유증이 크게 올 수 있습니다.

척추협착증은 병의 특성상 오랜 기간을 거치며 점진적으로 발생한 것으로 수술 후 빠른 시간에 재발하는 경우는 매우 드물다 할 수 있습니다. 협착증 수술 후 증상이 재발 한 경우는 수술 부위에 디스크가 새로 발생하거나 관절이 불안정해져 전방전위 등이 발생하는 것이 대표적입니다. 하지만 처음 수술을 진행할 때 충분한 신경관 확장이 안 된 경우, 이른 시간에 증상이 재발할 수 있습니다. 디스크 재발은 내시경을 통해 다시 제거하면 충분한 치료가 될 수 있지만, 협착증이 재발한 경우라면 신경 손상의 위험이 높아 추가적인 감압수술을 하기 어렵고, 나사못고정수술 같은 큰 수술이 필요한 경우가 적지 않습니다. 그래서 척추협착증 감압수술은 충분한 수술 경험과 임상 경력이 있는 전문의에게 받아야 합니다.

저는 옛날부터 넘어지면 꼭 다리고 발가락이고 골절이 잦았는데, 얼마 전 건강검진에서 골다공증 진단을 받았습니다. 이러다가 허리까지 안 좋아질지 걱정이 앞섭니다. 골다공증 때문에 디스크질환이나 협착증도 올 수 있나요?

사실 우리 인간의 뼈는 안으로 작은 구멍이 촘촘히 나 있습니다. 그런데 골다공증骨多孔症은 뼈에 난 구멍이 커져서 부러지기 쉬운 정도가 된 상태를 말합니다. 노화나 폐경, 약물, 기타 식생활과 생활 습관 등으로 뼈의 주성분인 칼슘이 급격히 빠져나가면서 정상적인 뼈에 비해 골밀도가 낮아진 거죠. 특히 골다공증은 남성보다 갱년기에 접어든 여성에게서 빈번히 일어납니다. 뼈가 약해지면서 허리가 구부러지고 허리 통증이 잦아지며, 조그만 외상이나 충격에도 뼈가 부러지는 상황이 발생합니다. 특히 골다공증이 무서운 건 뼈가 부러질 때 골절 부위가 단면으로 깨지는 게 아니라 뼈가 아예 으스러지는 분쇄골절이 일어난다는 점이죠. 골다공증에는 요인에 따라 크게 두 가지가 있는데, 폐경기 여성에게서 발생하는 제1형 골다공증 외에도 노화나 신체 퇴행으로 인한 신진대사의 저하로 골밀도가 떨어져 생기는 제2형 골다공증도 있습니다.

앞서 언급한 것처럼 골다공증을 판별하는 데 흔히 T-수치를 활용합니다. 보통 수치가 마이너스 1 이상이면 정상, 마이너스 1~마이너스 2.5 사이면 골감소증, 마이너스 2.5 이하일 경우 골다공증으로 분류합니다. 골감소증은 골다공증으로 넘어가는 관문이기 때문에 평소 주의 깊은 관리를 통해 골밀도를 올려야 하는 단계입니다. 골다공증은 엑스레이 검사를 통해 대략 예측할 수 있는데, 보통 사진상으로 하얗게 보여야 할 부분이 투명하게 보이면 골감소증이나 골다공증이라고 할 수 있습니다. 골다공증과 척추질환 사이에는 일정한 상관관계가 있는 것으로 알려져 있습니다. 골다공증이 직접 디스크를 유발하거나 통증을 일으키지는 않습니다. 하지만 골다공증이 심한 사람은 골절이 없어도 척추체가 가라앉을 수 있고, 척추체의 높이가 낮아지면 척추관이 좁아져 척추협착증이 더 빨리 진행될 수 있습니다. 이런 이유로 이차적인 요통이나 방사통이 심해질 수 있죠.

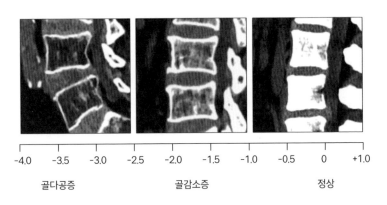

| -4.0 | -3.5 | -3.0 | -2.5 | -2.0 | -1.5 | -1.0 | -0.5 | 0 | +1.0 |

골다공증　　　　　　　　골감소증　　　　　　　　정상

요추 컴퓨터 단층촬영 (CT) 결과로 설명하는 골다공증 및 골감소증

골다공증 환자는 척추수술을 어떻게 받아야 할까요? 골다공증이 있더라도 디스크 및 협착증을 해결하기 위한 단순 감압수술은 큰 무리 없이 받을 수 있습니다. 하지만 골다공증이 심한 경우라면 유합수술 중에 나사못의 고정력이 떨어져 조기에 빠지거나 뼈가 부서져 수술이 실패로 돌아갈 수 있습니다. 이런 경우, 골다공증 약물치료를 통해 우선 뼈를 단단히 만든 다음 골밀도가 충분히 올라왔을 때 척추수술을 진행하는 게 일반적입니다. 사지마비나 보행장애 등 당장 심각한 문제를 일으키는 경우를 제외하고는 대부분의 척추관협착증이 만성인 경우가 많기 때문에 시기를 조절하는 셈이죠. 골다공증은 고혈압처럼 증상이나 합병증이 발생하기까지 오랜 잠복기를 거치기 때문에 조기진단과 선제적인 치료가 필수적입니다. 골절을 예방하기 위한 골다공증 치료제로는 크게 골흡수억제제와 뼈증식을 돕는 골생성촉진제 등 두 가지 약물로 나뉘는데요. 그렇다고 골생성촉진제가 무조건 좋은 건 아니며 개인의 상태에 따라 적절한 약제를 처방받아야 합니다. 특히 비타민D는 장에서 칼슘의 흡수를 돕고 신장에서 칼슘의 배출을 막는 역할을 하므로 골다공증 환자는 야외에서 햇볕을 자주 쬐거나 비타민D제제를 복용하는 것을 추천합니다.

골다공증 환자는 무엇보다도 골절을 유발할 수 있는 아웃도어 액티비티나 심한 활동은 자제하는 게 바람직합니다. 척추관협착증 환자라면 골밀도 검사를 꼭 받아서 평소 자기 뼈의 상태를 알고 있는 게 좋습니다. 골절이 발생하면 협착증이 급격히 나빠져 추가적인 수술을 받을 위험이 높아지기 때문이죠.

아버지가 협착증으로 오랫동안 고생하십니다. 자연스럽게 저도 나이 들어 디스크나 협착증으로 고생할지 벌써부터 걱정인데요. 척추질환 에도 유전적인 요인이 작용하나요?

일단 유전력과 가족력은 조금 다른데요. 유전력이 해당 질환에 대한 선천적인 대물림이라고 한다면, 가족력은 생활 습관과 성장 배경 같은 후천적인 요인으로 일어나는 질환의 대물림이라고 말할 수 있습니다. 유전력遺傳歷은 특정 유전자나 염색체 변이로 질병이 발생하는 것으로 혈우병, 백색증(알비니즘), 다운증후군, 적녹색맹 등이 이에 해당합니다. 반면 가족력家族歷은 흡연이나 음주, 식습관 같은 생활 습관과 주거환경, 성장 배경, 직업군 등의 환경적인 요인 에 의해 좌우됩니다. 보통 3대에 걸친 직계 가족 중에 2명 이상이 같은 질병에 걸렸다면 가족력이 있다고 말하죠. 유전력과 가족력 을 무 자르듯 분명하게 구분하기는 힘들지만, 어떤 질환이 '선천적 이다'라고 말하는 건 매우 조심스러운 부분이 있답니다.

이와 관련한 사례가 있습니다. 1991년, 캐나다와 미국, 핀란드 등 여러 나라의 연구팀이 공동으로 쌍둥이를 대상으로 척추질환 의 유전력에 대한 연구를 진행한 적이 있습니다. 2009년 발표된 자 료에 따르면, 허리디스크 변성에 유전적인 영향이 크게 작용했다 는 사실입니다. 비록 환경적인 요인도 함께 작용했지만, 본 연구는 우리 몸의 유전자가 디스크질환에 상당히 영향을 미친다는 사실을 밝혀낸 셈이죠. 심지어 이 연구는 디스크 변성과 관련된 유전자도 밝혀냈습니다. 2011년, 미국 유타대학교 의과대 연구팀 역시 허리 디스크가 유전적 요인이 있을 수 있다는 연구 결과를 발표하기도 했죠. 연구원들은 척추질환의 정도나 치료에 대한 환자의 반응을 알아낼 수 없었지만, 향후 유전학이 척추질환에 중요한 역할을 할 수 있다는 것을 보여주었습니다.

그런데 여기서 여러분이 조금 주의해야 할 사항이 있습니다. 해당 연구는 허리디스크가 있는 사람은 디스크질환이 있는 가족이 있을 가능성이 더 높았다고 밝히고 있는데요. 이것이 유전력 때문인지 가족력 때문인지 정확하지 않다는 점입니다. 분명 특정 가족이 다른 가족에 비해서 높은 척추질환자의 비율을 갖고 있는 건 사실입니다. 또한 그 직계 친척의 척추질환 비율도 비교적 높은 편이죠. 하지만 이는 가족력이 작용했다기보다 체중과 관련 있을 확률도 배제할 수 없습니다. 2005년, 영국 디즈시이드대학이 유럽비만학회에서 발표한 내용에 따르면, 과체중인 사람이 정상 체중을 가진 사람과 비교해 허리 통증이 나타날 확률이 약 15퍼센트 높은 것으로 나타났습니다. 이처럼 체중은 이미 유전력과 가족력 모두 과학적으로 입증된 연결고리를 갖고 있으며 비만 유전자가 따로 존재한다는 사실이 밝혀졌기 때문이죠. 이 밖에 평소 바르지 않은 자세를 갖고 있거나 허리에 좋지 않은 습관을 유지하는 것도 대부분 성장 과정에서 부모나 환경을 통해 배운 것들이 대부분입니다. 그래서 척추질환은 다른 질병과 마찬가지로 생활 습관이 매우 중요하다고 앞서 말씀드린 겁니다.

아직까지 척추질환의 유전적 요인은 과학적으로 완전히 정의

되지 않았습니다. 척추측만증이나 운동실조증에서 일부 유전력을 찾을 수 있으나, 해당 질환이 발생하는 여러 요인이 존재하기 때문에 반드시 유전적 요인이 작용했을 거라고 단정 지을 수 없기 때문이죠. 중요한 건 유전력이냐 가족력이냐 규명하기보다 '아, 나의 대에서 척추질환의 연결고리를 완전히 끊어야겠다.'는 선택과 결심이 중요합니다. 저는 항상 환자들에게 척추 건강을 위한다면 생활 습관을 바꾸라고 조언합니다. 평소 식단을 조절하고 흡연을 실천하며 음주를 줄이는 습관을 통해 체중을 줄인다면 우리 몸에 붙어 있는 척추질환의 망령을 떨쳐버릴 수 있지 않을까요? 가족구성원 내에서 척추질환을 앓는 가족이 많다는 건 그만큼 더 생활 습관과 자세에 관심을 기울이고 주변 환경을 한 번 더 돌아볼 수 있는 여지가 많기에 도리어 축복이라고 생각합니다.

저에게 성생활은 중요합니다. 척추수술을 받은 뒤 아내와 정상적으로 성생활을 할 수 있을지 확신이 들지 않습니다. 제가 수술을 꺼리는 첫 번째 이유기도 합니다. 주변 지인은 허리에 칼을 대는 순간 성기능이 원래대로 돌아가지 못할 거라고 겁을 줍니다. 어쩌면 좋을까요?

성욕은 흔히 식욕, 수면욕과 함께 인간이 갖는 3대 기본 욕구로 알려져 있습니다. 인간이라면 이 세 가지 욕구를 모두 갖고 있다는 뜻이죠. 이처럼 성생활은 삶의 질에서 빼놓을 수 없는 일상 행위인데요. 많은 환자가 척추수술을 꺼리는 이유 중 하나로 성기능 저하에 대한 우려를 꼽습니다. 남성의 경우, 성관계 시 허리를 앞뒤로 많이 움직여야 해서 수술로 허리가 아프거나 부자연스러워지면 자연스레 성생활도 문제가 생길 거라고 지레짐작합니다. 그러나 사실은 정반대입니다. 도리어 척추수술이 남성의 잃어버린 성기능을 되돌려줄 수 있기 때문이죠. 보통 협착증이나 디스크가 있는 남성이라면 허리 통증으로 정상적인 체위를 유지하기 힘들 뿐만 아니라 신경 압박으로 발기부전이나 방사통, 하지불안 등 성기능을 방해하는 여러 요인을 갖게 되기 마련이죠. 기본적으로 급성 요통이나 디스크가 아니라면 오히려 적당한 성생활은 허리 근육을 강화하는 데 도움이 됩니다. 제 환자 중에도 수술 후 부부관계가 더 돈독해졌다고 좋아하시는 분들이 적지 않습니다.

여기에는 이유가 있습니다. 일단 탈출한 디스크가 신경을 눌러서 성기능 부전이 오기도 합니다. 성기능을 담당하는 신경은 천추

2번과 4번 사이에서 걸쳐 있는데요. 이 신경은 단순히 성기능뿐 아니라 배뇨기능도 함께 담당하고 있습니다. 그런데 이 신경이 눌리거나 손상되면 뇌가 보내는 신경이 전달되지 않아 성기가 단단하게 발기되지 못하는 거죠. 그리고 방광 기능이 저하되어 빈뇨나 급박뇨 증상으로 밤에 자주 일어나 화장실을 가느라 잠을 설치기 일쑤입니다. 그래서 신경이 심하게 눌렸던 환자는 수술로 신경 감압을 해주면 막힌 신경이 뚫리며 발기 강직도가 좋아지고, 방광 기능이 회복되면서 숙면을 취하고 기뻐하는 경우가 많습니다.

그럼 언제부터 성관계를 갖는 것이 좋을까요? 보통 수술 후 2주일 정도 휴식을 취하시고 그 이후부터 정상적인 성관계를 가질 수 있습니다. 이는 양방향내시경수술이 갖는 장점 중 하나로 꼽힙니다. 최소한 척추수술을 받은 후 1.5~2킬로미터 정도의 거리를 두 발로 무리 없이 산책할 수 있다면 성생활 역시 시작할 수 있습니다. 단 보조기를 착용하는 환자는 보조기를 뗄 때까지 잠시 성생활을 미루는 게 좋고, 과도한 체위나 과격한 움직임으로 허리에 지나치게 무리를 주는 성관계는 피해야 합니다. 체위에 관한 입장은 학자마다 다릅니다. 저는 여성이 위를 보고 눕고supine 남성이 아래를 보고 누워prone 허리가 지면과 수평을 이루는 정상체위missionary position보다는 여성이 침대 모서리에 눕고 남성이 허리가 지면과 수직이 되도록 앉거나 서서 성관계를 갖는 것을 추천합니다. 다만 모든 건 주치의와 상담을 거친 다음 시도하시기 바랍니다.

이밖에 다른 질문도 있습니다만 지면의 제약으로 여기서 마치도록 하겠습니다. 허리 건강은 몸의 건강이 전제되어야 유지할 수 있습니다. 가장 중요한 건 평소 자세와 함께 건전한 라이프스타일입니다. 허리에 부담이 가지 않는 선에서 운동을 병행하는 라이프스타일이 허리 건강에 좋다는 사실을 꼭 말씀드리고 싶습니다.

척추수술,
오해가 풀리셨나요?

척추는 생명나무와 같습니다.

존중하세요.

마사 그레이엄

    티샷으로 300야드를 날리는 장타자로 유명한 세계적인 골프스타 타이거 우즈는 주가를 한창 올리던 2014년 디스크가 터지는 바람에 운동선수로서 최대의 위기에 직면합니다. 어떤 스포츠도 마찬가지겠지만 골프에서 허리가 차지하는 비중은 절대적이었기 때문에 우즈는 수술 여부를 두고 끝까지 조심스러운 반응을 보였습니다. 허리가 아파 2014년과 2015년 시즌을 통째로 날리고 끝 모를 부진의 늪에 빠진 그에게 의료진은 다시 한번 수술을 권했습니다. 그의 부모는 물론이고 동료와 지인, 친구, 심지어 팬들까지 나

서서 우즈가 수술보다는 보존치료를 택해야 한다고 요구했죠.

그의 선택은 수술이었습니다. 2017년, 그는 용기를 내서 디스크 수술을 받았습니다. 천만금이 넘는 귀한 몸에 과감히 칼을 대기로 한 거죠. 수술은 은퇴의 기로에 섰을 때 그가 내린 결정 중에서 최고의 결정이었습니다. 우즈는 허리 수술 후 몇 년 동안 회복과 재활에 전념하였고, 2019년 마스터스 대회에 출전해서 모두가 놀랄만한 화려한 컴백을 이루어 냈습니다. 덕분에 그는 지금도 현역 세계 최고의 골퍼로서 경력을 이어가고 있습니다. 그의 사례는 척추질환을 가진 운동선수도 전문적인 치료와 끊임없는 자기 노력, 훌륭한 의료진이 제공한 수술을 통해 다시금 복귀할 수 있다는 대표적인 사례로 꼽힙니다.

그가 디스크 수술을 받았던 2017년보다 현재는 척추수술 기법이 훨씬 더 발전했습니다. 아마 그가 양방향내시경수술을 통해 디스크 수술을 받았더라면 현업으로의 복귀가 훨씬 빨라졌을 겁니다. 이 책은 여러분께 척추수술을 종용하려는 목적으로 출간된 게 아닙니다. 그 대신 척추수술에 대해 항간에 퍼진 오해와 근거 없는 억측, 유언비어를 믿지 말고 척추 전문의가 말하는 척추수술의 진상을 알리고자 출간된 것입니다. 수술이 만능열쇠나 도깨비 요술 방망이라는 게 아니라 모든 치료법에 있어 마지막 선택지라는 점을 알리고 싶었습니다. 척추질환에는 골든타임이 있습니다. '제때' 수술을 받는다면 그 어떤 치료법보다 확실한 결과를 보장합니다.

여러분께 이 자그마한 책을 통해 평소 척추 건강이 얼마나 중요한지 알려드린 지금, 우리 몸을 든든히 받치고 있는 척추가 일상에서 얼마나 중요한 역할을 하는지 깨달았을 것입니다. 척추는 우리 몸의 중심이자 기둥으로 건강한 삶의 기반을 제공하는 역할을 가능케 합니다. 수많은 만난萬難과 부침浮沈을 헤치고 인생의 정점에 오르려면 든든한 뒷배처럼 강인한 백본backbone이 우리 몸을 받쳐줘야 합니다. 삶의 기둥이 바로 서면 인생에 탄탄대로가 펼쳐집니다만, 제대로 서지 못하면 여름 장마철 바닷가 백사장에 지어놓은 모래성처럼 허무하게 와르르 무너지기 때문입니다.

이 책을 통해 우리는 우리 몸의 중추인 척추의 구조와 기능, 그리고 유연성이 어떻게 건강에 영향을 미치는지를 자세히 살펴보았습니다. 이뿐만 아니라 최근 의학적 발전에 발맞춰 다양한 척추질환과 치료법을 충실히 소개했습니다. 모두가 무서워하시는 척추수술이 왜 우리 인생에 건강한 척추를 심는 새로운 대안이 되는지 알았고, 특히 양방향척추내시경수술을 통해 젊은 척추로 거듭나신 많은 환자의 사례도 함께 들었습니다. 마지막으로 허리 건강을 지키는 다양한 생활 습관과 자세, 수술 이후 운동과 식습관까지 허리 유연성을 유지하고 강화하기 위한 효과적인 방법들에 대해서도 살펴보았습니다.

건강한 척추는 우리가 일상생활에서 겪는 다양한 도전에 맞서는 데 도움을 줄 것입니다. 건강한 척추가 우리에게 가져다주는 혜택은 단순히 통증을 줄이고 디스크를 지키는 것을 넘어 에너지 넘치는 일상과 활동적인 생활, 긍정적인 라이프스타일을 채워줄 것입니다. 여러분은 이 책이 제시하는 척추 건강에 대한 지식을 토대로 더 나은 삶을 살기 위한 첫걸음을 내디딜 수 있습니다. 자그마한 노력과 관심이 모여 여러분의 삶을 긍정적으로 변화시키고 건강한 미래를 열어갈 것입니다. 마지막으로 이 책이 여러분에게 척추에 대한 이해를 넓히는 데 도움이 되었기를 바랍니다. 여러분의 건강한 미래를 위해 항상 척추 건강을 살피며 행복하고 건강한 삶을 즐기시기를 기원합니다. 감사합니다.

세란병원 척추센터장
김지연 드림

나가며

허리 통증, 굿바이
척추는 답을 안다

1판 1쇄 | 2024년 3월 15일

지은이 | 김지연
펴낸이 | 박상란
펴낸곳 | 피톤치드

디자인 | 김다은 교정 | 강지희 일러스트 | 이노준
경영·마케팅 | 박병기
출판등록 | 제 387-2013-000029호
등록번호 | 130-92-85998
주소 | 경기도 부천시 길주로 262 이안더클래식 133호
전화 | 070-7362-3488
팩스 | 0303-3449-0319
이메일 | phytonbook@naver.com

ISBN | 979-11-92549-24-8(03510)